新型冠状病毒肺炎
社区防控

主　审　李兰娟　梁廷波
主　编　任菁菁
副主编　王　兵　潘志杰　葛承辉
　　　　周　炜　方　舟

U0252990

人民卫生出版社

图书在版编目（CIP）数据

新型冠状病毒肺炎社区防控 / 任菁菁主编 . —北京：
人民卫生出版社，2020.2
　ISBN 978-7-117-29802-5

　Ⅰ.①新… Ⅱ.①任… Ⅲ.①日冕形病毒 – 病毒病 –
肺炎 – 预防（卫生） Ⅳ.①R563.101

中国版本图书馆 CIP 数据核字（2020）第 021154 号

人卫智网	**www.ipmph.com**	医学教育、学术、考试、健康，购书智慧智能综合服务平台
人卫官网	**www.pmph.com**	人卫官方资讯发布平台

新型冠状病毒肺炎社区防控

主　　编：任菁菁
出版发行：人民卫生出版社（中继线 010-59780011）
地　　址：北京市朝阳区潘家园南里 19 号
邮　　编：100021
E - mail：pmph @ pmph.com
购书热线：010-59787592　010-59787584　010-65264830
印　　刷：人卫印务（北京）有限公司
经　　销：新华书店
开　　本：787×1092　1/32　　印张：6.5
字　　数：157 千字
版　　次：2020 年 2 月第 1 版　2020 年 2 月第 1 版第 1 次印刷
标准书号：ISBN 978-7-117-29802-5
定　　价：35.00 元

打击盗版举报电话：010-59787491　**E-mail**：WQ @ pmph.com
质量问题联系电话：010-59787234　**E-mail**：zhiliang @ pmph.com

编者名单（以姓氏汉语拼音为序）

董卫国　武汉大学人民医院

杜兆辉　上海市浦东新区上钢社区卫生服务中心

方　舟　绍兴第二医院医共体漓渚分院

葛承辉　杭州市下城区文晖街道社区卫生服务中心

胡少华　浙江大学医学院附属第一医院

蒋天武　杭州市下城区天水武林街道社区卫生服务中心

金　挺　绍兴市越城区东湖街道社区卫生服务中心

李　博　浙江大学医学院附属第一医院

李琰华　浙江中医药大学附属第二医院

路　阳　北京大学人民医院

陆远强　浙江大学医学院附属第一医院

马建永　绍兴市人民医院

潘志杰　浙江大学医学院附属第一医院

瞿迪洪　杭州市萧山区所前镇社区卫生服务中心

任菁菁　浙江大学医学院附属第一医院

汤红玫　杭州市西湖区文新街道社区卫生服务中心

王　兵　湖州师范学院

王永晨　哈尔滨医科大学附属第二医院

吴林飞　嵊州市人民医院(浙江大学医学院附属第一医院嵊州分院)

徐凯进　浙江大学医学院附属第一医院

徐　威　浙江同创医疗科技有限公司

杨　峰　湖州市吴兴区月河飞英街道社区卫生服务中心

姚　军　浙江省疾病预防控制中心

叶洪波　台州恩泽医疗中心(集团)路桥医院

周其刚　杭州市江干区笕桥街道社区卫生服务中心

周　炜　浙江省台州医院

朱　彪　浙江大学医学院附属第一医院

朱贤呈　台州市路桥区螺洋街道社区卫生服务中心

学术秘书

傅劲超　树兰(杭州)医院

李兰娟院士寄语

2019年12月以来，湖北省武汉市陆续发现了多例新型冠状病毒肺炎患者，现已将该病纳入《中华人民共和国传染病防治法》规定的乙类传染病，并采取甲类传染病的预防、控制措施。当地时间2020年1月30日，世界卫生组织宣布，新型冠状病毒肺炎疫情列为"国际关注的突发公共卫生事件"。

浙江大学医学院附属第一医院全科医学科任菁菁主任和同行们面对这场突如其来的疫情，为让更多的社区全科医师能尽快有效地投入到这场战役中，广泛收集和整理新型冠状病毒防控的最新进展资料，并总结相关经验，组织编写了此书。同时，任菁菁主任还将"十三五"科技重大专项"防治艾滋病等重大传染病规模化现场流行病学和干预研究"的理论与实践经验融入到创作中。希望此书能成为社区全科医师的传染病社区防控工具书，并在今后新型冠状病毒社区防控工作中发挥重要的指导和参考作用，助力构筑群防群治的严密防线。

新型冠状病毒肺炎目前仍在不断研究、不断总结中，整个编委专家团队致力于将最新的指南和社区全科医师实际防控工作相结合付出了诸多努力，我对此表示深深的敬意，并衷心祝贺《新型冠状病毒肺炎社区防控》的出版。

2020年2月

序一

　　2019 年底我国突发新型冠状病毒肺炎疫情，习近平总书记多次作出重要指示，国家卫生健康委员会同相关部门联防联控，认真贯彻习近平总书记重要指示和党中央、国务院决策部署，全面落实各项防控措施。

　　根据《浙江省突发公共卫生事件应急预案》，浙江省在 2020年 1 月 23 日启动重大公共突发卫生事件一级响应，浙江大学医学院附属第一医院成为唯一一家省级新型冠状病毒肺炎诊治定点医院。

　　我院全科医学科任菁菁主任为让更多社区全科医师能获得前沿的新型冠状病毒研究成果以及掌握实用的社区防控措施，积极联合省内外众多专家，高速度、高质量地编写了本书，既快速响应了党中央、国务院的号召，也依托浙大一院的平台资源，为广大社区全科医师提供了专业的新型冠状病毒肺炎社区防控指导意见。

　　生命重于泰山，疫情就是命令，防控就是责任！我们相信，在以习近平同志为核心的党中央坚强领导下，只要我们能充分发挥社区全科医师在基层的防控力量，就一定能更快更好地打赢这一场疫情防控的人民战争！谨以此书致敬奋战在抗击疫情一线的社区全科医师！

2020 年 2 月

前　言

自 2019 年 12 月武汉发生新型冠状病毒肺炎疫情以来，全国各地纷纷启动重大突发公共卫生事件一级响应。在这场防控战役中，根据国家卫生健康委员会的指示，全科医师应当在疫情的社区防控中发挥关键性作用。

《新型冠状病毒肺炎社区防控》在李兰娟院士和浙江大学医学院附属第一医院梁廷波书记的指导下，由来自综合型医院、社区医院、高等医学院校传染病诊治国家重点实验室等多平台的相关专家共同编著，严格按照国家卫生健康委员会于 2020 年 2 月 8 日之前发布的关于新型冠状病毒肺炎诊疗最新指南、规范和原则来编写，充分体现了科学性、严谨性与实用性。

本书共计五章 28 节，在系统阐述新型冠状病毒肺炎、诊断和治疗的基础上，把重点放在了全科医师如何在社区进行防控和健康教育上，注重将专业的医学知识与全科医师实际的防控工作相结合，以起到参考和指导作用。

本书在编写过程中，全体编者高度负责、精益求精。但因新型冠状病毒肺炎目前仍在不断研究中，本书的编写可能会存在疏漏之处，加之编者水平和能力有限，编写时间仓促，为进一步提高本书质量，恳请同行专家及使用本书的全科医师不吝斧正，谢谢。

2020 年 2 月

目 录

第一章 绪 论 / 1

第一节 新型冠状病毒的特征 / 1

一、形态结构 / 2

二、病原学特征 / 2

三、流行病学特征 / 2

第二节 社区防控的组织管理体系 / 3

一、政府垂直管理体系 / 3

二、社区横向自治体系 / 4

第三节 社区开展防控的意义 / 6

一、有利于首诊分流 / 6

二、有利于公共预防 / 7

三、有利于心理危机干预 / 8

四、有利于社会动员 / 9

第四节 全科医师在社区防控工作中的作用 / 10

一、未发现病例的社区 / 10

二、发现病例或暴发疫情的社区 / 12

三、疫情传播的社区 / 13

四、疫情结束后的随访工作 / 13

第五节　相关基本概念 / 14

第二章　新型冠状病毒肺炎诊断与治疗 / 19

第一节　临床表现与分型 / 19

一、临床表现 / 19

二、临床分型 / 20

三、特殊感染人群 / 21

第二节　实验室检查 / 22

一、外周血检查 / 22

二、生化检查 / 22

三、动脉血气分析 / 22

四、病毒基因检测 / 23

五、细菌、真菌培养 / 25

六、实验室生物安全 / 25

第三节　胸部影像学检查 / 26

一、检查方法 / 26

二、检查的基本特征 / 27

三、影像学表现的动态变化 / 30

四、鉴别诊断与继发改变 / 31

第四节　诊断与鉴别诊断 / 31

一、诊断 / 32

二、鉴别诊断 / 35

第五节　治疗 / 39

一、根据病情严重程度确定治疗场所 / 40

二、一般治疗　/　40

三、重型、危重型病例的治疗　/　41

四、中医治疗　/　42

第六节　心理危机干预　/　44

一、总则　/　44

二、评估　/　46

三、不同人群的分层干预措施　/　46

四、严重心理或精神障碍患者的评估与干预　/　51

第三章　新型冠状病毒肺炎双向转诊　/　53

第一节　上转　/　53

一、上转指征　/　54

二、上转流程　/　55

三、上转注意事项　/　56

第二节　下转　/　57

一、下转指征　/　57

二、下转流程　/　57

三、下转注意事项　/　58

四、双向转诊建议流程　/　59

第三节　社区随访　/　61

一、意义　/　61

二、职责　/　61

三、形式　/　62

四、时间安排　/　62

五、主要内容　/　63

六、防护　/　63

第四章　新型冠状病毒肺炎社区防控　/　64

第一节　建立健全排查体系　/　64

一、明确排查对象　/　65

二、完善排查方式　/　65

三、处置排查结果　/　68

第二节　病例发现与报告　/　69

一、目的　/　69

二、病例发现　/　69

三、病例报告　/　70

四、突发事件的发现与报告　/　72

第三节　流行病学调查　/　73

一、调查目的　/　73

二、调查对象　/　73

三、调查内容与方法　/　73

四、组织与实施　/　74

五、信息上报与分析　/　75

六、建立并验证假设　/　75

七、采取控制措施　/　76

八、完善现场调查　/　76

九、书面报告　/　76

第四节　标本采集与检测　/　77

一、标本采集　/　77

二、标本检测　/　82

三、生物安全 / 84

四、医疗废物管理 / 85

五、操作失误或意外的处理 / 86

第五节　病例诊疗与院内感染预防控制 / 87

一、病例诊疗 / 87

二、院内感染预防控制 / 87

第六节　密切接触者的追踪与管理 / 93

一、密切接触者的追踪 / 93

二、医学观察站设置及启用要求 / 93

三、医学观察站主要工作流程及内容 / 94

四、医学观察站人员职责 / 95

五、医学观察站环境清洁消毒 / 97

第七节　重点人群的追踪与管理 / 97

一、追踪方式 / 98

二、管理 / 99

三、解除隔离 / 109

第八节　个人防护与消杀 / 109

一、个人防护 / 109

二、消杀 / 116

第九节　医学观察人员及其生活垃圾转运管理 / 123

一、确诊病例或疑似病例转运管理 / 123

二、医学观察站生活垃圾管理规范 / 125

第五章　新型冠状病毒肺炎健康教育　/　127

第一节　全科团队健康教育的概述　/　127

一、工作原则　/　127

二、对象与内容　/　128

三、组织实施　/　130

第二节　全科团队健康教育的工作重点与沟通技巧　/　131

一、工作重点　/　132

二、沟通技巧　/　133

第三节　不同人群的健康教育要点　/　138

一、普通人群　/　138

二、特殊人群　/　142

三、密切接触人群　/　145

四、疑似或确诊人群　/　146

第四节　家庭的健康教育要点　/　146

一、一级预防　/　146

二、二级预防　/　150

三、三级预防　/　152

四、WHO 有关家庭护理的建议　/　154

第五节　社区范围的健康教育要点　/　155

一、社区防控　/　155

二、社区公众　/　156

三、社区可疑症状者居家隔离　/　157

四、社区公共场所清洁与消毒　/　159

参考文献　/　162

附　录　/　167

附录1　新型冠状病毒感染相关的一、二类人群随访登记表　/　167

附录2　新型冠状病毒肺炎痊愈后返社区随访记录表　/　168

附录3　新型冠状病毒肺炎重点人群排查表(社区居民)　/　170

附录4　新型冠状病毒肺炎重点人群排查表(医院职工)　/　171

附录5　新型冠状病毒肺炎病例个案调查表(第二版)　/　172

附录6　新型冠状病毒肺炎密切接触者医学观察告知书　/　177

附录7　新型冠状病毒肺炎病例密切接触者医学观察登记表　/　179

附录8　新型冠状病毒肺炎病例密切接触者医学观察统计日报表　/　180

附录9　新型冠状病毒肺炎病例密切接触者医学观察对象解除医学
　　　　观察证明　/　181

附录10　新型冠状病毒肺炎密切接触者医学观察站管理人员信息
　　　　　登记表　/　181

附录11　告知书　/　182

附录12　健康状况信息登记表　/　183

附录13　___市___区重点人员集中隔离观察记录表　/　184

附录14　___市___区重点人员集中隔离观察每日统计汇总表　/　185

附录15　居家隔离观察承诺书　/　186

附录16　___市___区重点人员居家隔离观察每日统计汇总表　/　187

附录17　医用口罩及N-95型口罩的正确戴法　/　188

第一章
绪 论

新型冠状病毒肺炎（novel coronavirus pneumonia，NCP）是一种急性感染性肺炎，病原体是一种先前未在人类中发现的新型冠状病毒，即 2019 新型冠状病毒（2019 novel coronavirus，2019-nCoV）。我国现已将新型冠状病毒肺炎纳入乙类传染病，并采取甲类传染病的防控措施。我国有一支扎根社区的全科医师传染病防控团队，他们既具备专业的业务知识技能，又熟悉社区公众，是新型冠状病毒感染疫情联防联控的中坚力量。只有正确掌握新型冠状病毒的特征、充分认识全科医师在疫情联防联控中的重要性、深入思考如何科学组织社区的防控，才能高效地发挥社区全科医师团队在疫情防控中的网底作用。

第一节 | 新型冠状病毒的特征

2019 年 12 月，湖北省武汉地区发现不明原因的肺炎病例。据国家卫生健康委员会《新型冠状病毒肺炎诊疗方案（试行第五版　修正版）》，部分患者起病症状轻微，以发热、乏力、干咳为主要表现，约半数患者多在 1 周后出现呼吸困难，严重者快速进展为急

1

性呼吸窘迫综合征、脓毒症休克等。

一、形态结构

2019-nCoV 属于 β 属的新型冠状病毒,有包膜,颗粒呈圆形或椭圆形,常为多形性,直径 60~140nm。其基因特征与 SARS 病毒(Severe acute respiratory syndrome coronavirus,SARS-CoV)和 MERS 病毒(Middle East respiratory syndrome coronavirus,MERS-CoV)有明显区别。S 蛋白是病毒的主要蛋白之一,其编码基因用于病毒分型。N 蛋白包裹病毒基因组,可作为诊断抗原。

二、病原学特征

目前研究显示,新型冠状病毒与蝙蝠 SARS 样冠状病毒(bat-SL-CoVZC45)同源性达 85% 以上,体外分离培养时,2019-nCoV 96 个小时左右即可在人呼吸道上皮细胞内发现,推测 2019-nCoV 的自然宿主可能为蝙蝠,但具体的受体尚未确定。对冠状病毒理化特性的认识多来自 SARS-CoV 和 MERS-CoV 的研究,冠状病毒对热和紫外线敏感,56℃ 30 分钟、乙醚、75% 乙醇、含氯消毒剂、过氧乙酸和氯仿等脂溶剂均可有效灭活病毒。氯己定不能灭活病毒。

三、流行病学特征

目前对新型冠状病毒肺炎流行病学特征共识为:

传染源:主要是新型冠状病毒肺炎患者。无症状感染者也可能成为传染源。

病毒:新型冠状病毒 2019-nCoV。

传播途径:经呼吸道飞沫和接触传播是主要的传播途径。气溶胶和消化道等传播途径尚待明确。

易感人群:人群普遍易感。

潜伏期:基于目前的流行病学调查,潜伏期 1~14 天,多为 3~7 天。

(任菁菁　王兵)

第二节 ┃ 社区防控的组织管理体系

社区是传染病疫情防控的第一线,广大社区医务工作者应该充分认识疫情的严重性提高警惕,加强防范意识。按照"预防为主、防治结合、科学指导、及时救治"的工作原则,规范开展新型冠状病毒肺炎的防控工作。

一、政府垂直管理体系

各地社区卫生服务中心(站)和乡镇卫生院、村卫生室要充分发挥在疫情防控中的网底作用,在地方党委政府、卫生行政部门的统一领导下,配合居委会/村委会做好社区防控工作,早发现、早报告,协助管理密切接触者和来自疫情发生地人员,遏制疫情扩散和蔓延,积极开展城市社区和乡村的疫情防控工作。

具体工作如下:

1. 参加由卫生行政部门组织的新型冠状病毒肺炎病例发现与报告、流行病学调查、标本采集、个人防护与消杀等内容的培训,提高防控和诊疗能力。

2. 加强预检分诊工作,根据患者症状、体征和流行病学史,引导患者至专门的发热呼吸道门诊就诊。为就诊患者提供一次性口罩等防护用品,减少通过医院传播的机会。

3. 将新型冠状病毒肺炎确诊病例转诊至定点医院诊治,加强院内感染防控工作。

二、社区横向自治体系

(一) 社区管理委员会

1. 实行网格化、地毯式管理 社区要建立新型冠状病毒肺炎疫情防控工作组织体系,建设稳定的工作队伍,责任人联系到每家每户,确保各项防控措施得到切实落实。鼓励社区居民参与防控活动。

2. 加强人员追踪

(1)以社区为网格,加强人员健康监测,摸排人员往来情况,有针对性地采取防控措施。

(2)重点追踪、督促来自疫情发生地的人员居家医学观察 14天,监测其有无发热以及干咳等呼吸道感染症状,发现异常情况及时报告并采取相应的防控措施,防止疫情输入。

(3)充分利用大数据的手段,精准管理来自疫区的人员,确保追踪到位,实施医学观察,发挥街道(社区)干部、社区卫生服务中心医务人员、家庭医生队伍以及社区组织的力量,提高追踪的精准性。

3. 做好密切接触者管理 发动社区网格员、家庭签约医生对确诊病例和疑似病例的密切接触者进行规范管理,配合疾控机构开展病例流行病学调查和追踪管理,落实密切接触者居家医学观察措施,及时按程序启动排查、诊断、隔离治疗等程序。

4. 大力开展爱国卫生运动 加大环境卫生专项整治力度,严格对社区人群聚集的公共场所进行清洁、消毒和通风,特别要加强对农贸市场、居民小区、垃圾中转站、建筑工地等重点场所的卫生清理,处理垃圾污物。把环境卫生治理措施落实到每个社区、单位和家庭,防止疾病传播。

5. 加强健康教育 充分利用社区信息联系群、公告栏、流动宣传车等多种手段,有针对性地开展新型冠状病毒肺炎防控知识宣传,使公众充分了解健康知识,掌握防护要点,养成手卫生、多通风、保持清洁的良好习惯,减少出行,避免参加集会、聚会,乘坐公共交通或前往人群密集场所时做好防护,戴口罩,尽量避免接触动物、禽类。宠物接触到确诊或疑似病例及到过疫区也要进行管控隔离。

6. 信息告知

(1)向公众发布就诊信息,出现呼吸道感染症状无发热者到社区卫生服务中心(乡镇卫生院)就诊,发热患者到卫生部门公布的定点医院发热门诊就诊,新型冠状病毒感染者到定点医院就诊。

(2)每日发布本地及本社区疫情信息,做到信息公开透明。

(二) 社区组织

1. 组织内成员要提高对新型冠状病毒肺炎的防范意识,协助社区管理者做好疾病知识宣传工作。

2. 协助社区及疾控机构,做好病例家庭、楼栋单元、单位办公室、会议室等疫点的消毒,以及公共场所清洁消毒。

3. 协助社区管理者督查,限制社区居民聚集活动。

4. 协助社区管理者做好发热患者排查工作。

(三) 社区居民

社区居民要学会辨别新型冠状病毒肺炎相关知识信息来源,不信谣、不传谣。主动学习疾病防控核心知识,正确认识和科学预防疾病,树立正确的防控观念,规范防控行为,提高自我防范意识和个人防护能力,做好居家防护,出现症状及时就诊。

(王 兵)

第三节 | 社区开展防控的意义

依据国家相关部门的政策和措施,包括对城乡社区和基层医疗卫生机构加强疫情防控工作的具体要求和部署,城乡社区和基层医疗卫生机构积极开展新型冠状病毒防控工作,对引导居民合理有序就医、遏制疫情发展、维持社会稳定及营造良好的社会氛围将起到重要作用。

一、有利于首诊分流

在疫区的大型综合医院中,"大量患者"蜂拥而至,其中,有新型冠状病毒肺炎患者和疑似病例,也有普通流感及其他类似症状患者,也不乏无症状但心生恐慌者。这给医院场地、人员、设备和物资供给带来了沉重压力,也给患者带去了焦虑、不安和可能造成的交叉感染。

如果社区组织严格落实基层首诊制度,引导居民优先到基层医疗卫生机构就诊,经全科医师分诊后分类就医诊疗,这样就可以有效减轻大型综合医院患者剧增的压力,使其把主要精力用到疾病的诊断、急危重症患者的治疗以及对基层医疗卫生机构的指导上来。

各城乡社区组织在各地党委、政府的统一领导下,在疾病预防控制组织等专业公共卫生机构指导下,会同基层医疗卫生机构,按照"追踪到人、登记在册、社区管理、上门观察、规范运转、异常就医"的原则对社区内具有流感症状的人员,尤其是14天内曾在疫区居住、旅游,或接触过来自疫区具有流感症状的疑似(或确诊)病例,或短期内有群体聚集性发病的流动人员进行全面普查和排查。

实施居家医学观察者,由所负责的全科医师或公卫医师负责指导和管理,包括告知注意事项、防控家庭感染、培训照料人员等。

社区组织也可以通过发动基层医疗卫生机构和志愿者,为实施居家医学观察的人员提供诊疗和生活上的便利。对于需要转诊到上级或指定医院就诊的患者,全科医师要帮助联系好转诊的医院,帮助患者及家属准备好转诊的病历材料,并告知转诊过程中的注意事项和相关风险,为其转诊就医提供方便和支持。

二、有利于公共预防

社区组织要建立防控新型冠状病毒肺炎疫情的工作方案,健全工作组织,分类分期制定并实施社区疫情防控策略,充分发挥社区组织的工作优势和社区、社会组织、社会工作联动机制协同作用,广泛动员群众、组织群众、凝聚群众,切实做好疫情监测、信息报送、宣传教育、环境整治、困难帮扶等工作,全面落实联防联控措施,构筑群防群治的严密防线,为赢得疫情防控做贡献。社区组织可以从以下三个方面控制疫情的播散和蔓延:

1. 坚决控制传染源 社区组织对于实施居家医学观察者,要指定一名全科医师每天开展心理疏导、感染控制、隔离措施、营养膳食、家庭配合等各方面工作,如有不适,可让其尽快到基层医疗卫生机构就诊,防止遗漏不典型的隐匿性症状者。

2. 有效切断传播途径 社区可开展以环境整治为主、药物消杀为辅的病媒生物综合防治,对居民小区、垃圾站等重点场所进行卫生清理,处理垃圾污物,消除鼠、蟑、蚊、蝇等病媒生物孳生环境。同时,还应采取限制或停止集市、集会等人群聚集活动,关闭公共浴池、网吧、影音娱乐会所、商场等公共场所,必要时停工、停业、停课。并且还应注意做好居民的家庭感染控制工作,如家庭物品消毒、手卫生指导、口罩防护、垃圾处理等。

3. 采取措施,保护易感人群 以全科医师为主的社区医疗卫生服务团队,应积极开展慢性阻塞性肺疾病(慢阻肺)、高血压、糖尿病等慢性病患者的健康管理工作;规范指导社区老年人、儿童、妇女等特殊群体的保健工作;关注居民的心理动态,必要时给予心理疏导;鼓励和支持居民合理饮食、规律睡眠、多运动增强机体免疫力等。

三、有利于心理危机干预

由于公众对新型冠状病毒肺炎基本知识的缺乏,加之个人的心理担忧,易盲目轻信媒体或周围人员的一些不实观点,然后再将这些信息传递给家庭成员或其他人,造成群体的信息失真,引起更大的恐慌。在恐慌心理的驱使下,公众抱着尽快确诊,尽早得到最好治疗的想法,一旦发现或感觉到某些类似症状就会急于到大型综合医院就诊,从而导致医院患者急剧增加。相比疫情而言,公众的恐慌心理及不理智行为可能造成更大的社会危害和损失。

基层医疗卫生机构可以依托社区的信息联系群、自媒体平台、家庭医生签约平台、智慧社区客户端等,利用社区黑板报、标语、公示栏、电子显示屏、农村大喇叭等方式,广泛宣传疫情防控知识,引导居民自觉养成佩戴口罩、勤洗手、多通风等卫生习惯,疫情防控期间不参与各类群体性活动,使新型冠状病毒肺炎防控宣传家喻户晓。按照当地党委、政府的统一要求,及时发布和动态更新当地疫情防控情况、联防联控的政策措施,引导居民关注权威发布,不信谣,不传谣,消除居民的忧虑和恐惧心理。

社区组织应充分挖掘和利用现有的卫生资源,积极调动全科医师、公卫医师、心理工作者和社会工作者采取有效措施指导辖区居民正确认识和预防新型冠状病毒肺炎疫情防控核心知识,向居民传递正确的诊疗理念,积极实行家庭预防。全科医师要重视社区人群的心理危机,将心理危机干预纳入疫情防控整体部署,组建心理救援医疗队,开通心理援助服务热线,并根据疫情防控工作的推进情况,及时调整心理危机干预工作。在工作方法上,要针对不同人群实施分类干预,严格保护受助者的个人隐私,并最大限度避免实施帮助者和受助者的再次心理创伤。通过这些心理危机干预方案和措施的实行,能够及时发现受影响人群,精准、科学地给予指导,减缓或杜绝疫情所造成的不良心理影响和人群恐慌,维护社会的安全和稳定。

四、有利于社会动员

基层医疗卫生机构应高度重视新型冠状病毒肺炎的疫情防控宣传工作,不断创新工作方法,动员社会各界和广大社区居民积极参与,整合各方资源,形成防控合力。在宣传工作方面,可以围绕以下六个方面开展工作:

1. 及时向辖区居民宣传疫情防控核心知识。如:什么是冠状病毒、冠状病毒感染后的临床表现有哪些、其潜伏期多久,什么是密切接触者、接触后发现相关症状怎么办等。

2. 大力倡导讲卫生、除陋习。摒弃乱扔、乱吐等不文明行为,营造"每个人是自己健康第一责任人""我的健康我做主"的良好氛围。

3. 利用多种信息平台及时公布日常预防知识。如:避免去疫区、减少公共场所活动、不食用野生动物、勤洗手、多通风等。

4. 科学宣传感染防控要点。如:减少外出、家庭消毒、手卫生、医疗垃圾处理等。

5. 积极实行家庭预防。如:有发热、咳嗽、呼吸困难等症状及时咨询全科医师,主动告知自己及家人的流行病学史,家属应做好与其他具有相关症状患者的隔离防护等。

6. 医务人员做好自我防护的同时,科学指导居民做好外出戴口罩、避免或减少与患者接触的防护措施。

(王永晨)

第四节 | 全科医师在社区防控工作中的作用

社区全科医师是卫生服务的金字塔塔基,既具备传染病防控知识技能,又熟悉社区,在疫情突发时,能迅速起到联防联控守门人的作用,是疫情防控的第一道防火墙。具有疫区接触史的公众都是在社区范围活动,及时排查疑似病例,引导隔离治疗,指导未感染人群居家观察,充分发挥全科医师的力量是防控关键。全科医师应当在疫情突发时配合政府机构,发挥社区力量,采取行之有效的措施,将防控工作战线前移,发挥基层医疗在疫情控制中的作用。

一、未发现病例的社区

实施"外防输入"的策略,具体措施包括信息告知、全科首诊、健康教育、疫区返回人员管理、预防接种等。

(一) 信息告知

全科医师及时向公众发布就诊信息:①无流行病学史,出现呼吸道感染症状但无发热者到社区卫生服务中心(乡镇卫生院)就诊;②发热患者到设有发热门诊的医疗机构就诊;③有流行病学史,出现发热、咳嗽、乏力、腹泻等症状的疑似病例到定点医院就诊。

(二) 全科首诊

为积极防控新型冠状病毒肺炎的流行,减少公众的恐慌,各社区建立免费线上咨询平台,全科医师在护士的配合下共同完成此项工作,依据咨询者的症状,方便、快捷地解决居民对新型冠状病毒肺炎的疑问,消除焦虑,指导他们做好居家隔离和医学观察。

1. 务必询问患者的旅行史或可疑的暴露史,对发热患者、疑似病例,全面进行有效的排查和分流,减少居民盲目就医,减轻医院发热门诊负荷,避免交叉感染。需要到社区卫生服务中心(乡镇卫生院)就诊的患者,督促其正确佩戴口罩、监测体温。

2. 对于发热(体温 ≥ 37.3℃),有流行病学史的患者,就地隔离,向相关部门汇报,由指定的医生进行复诊,如不能排除新型冠状病毒肺炎者,则将其依据流程上报,等待下一步指示。

(三) 健康教育

全科医师应积极利用各种媒体和线上健康宣讲课堂,加大对新型冠状病毒肺炎防护知识的宣传和普及力度,对社区公众进行经常性的健身强体保健指导,增强其防病、抗病能力。有针对性地做好公共场所、城乡社区居民的宣传教育,以增强人们的主动防范意识,做到疫情防控人人知晓、人人参与。

家庭医生签约制度是全科医师为防控疫情的有效抓手,通过向签约人员推送健康教育信息、开通发热就诊指引及新型冠状病毒肺炎问题解答专线电话、制订常见问题标准答案等方式,对签约居民进行健康教育。

保持家庭医生团队电话畅通,耐心解答患者问题,科学引导患者就医,指导疫情防控,缓解居民恐慌情绪,减少患者医源性交叉感染。同时,加强舆论引导,敦促公众从自身做起,不信谣、不传谣、不造谣,配合社区全力做好疫情防控工作。

(四) 疫区返回人员管理

全科医师精确掌握社区人口情况,主动配合疾病预防控制中心和疫情监测部门,做好全社区(包括流动人口)的疫情监测,及时掌握疫情动态。

社区要发布告示,要求从疫区返回人员立即到所在村支部或社区进行登记,全科医师每天对其进行两次体检,指导居民主动自行居家隔离14天。

所有疫区返乡后出现发热、呼吸道感染症状者,及时就近就医排查,根据要求居家隔离或到政府指定地点或医院隔离;其密切接触者也应立即居家自我隔离或到当地指定地点隔离。隔离期间,全科医师应当与隔离者保持联系,以便跟踪观察,并对其进行解除医学观察确认。

（五）预防接种

一旦特异性抗新型冠状病毒肺炎疫苗上市,全科医师应做好宣传引导,由预防保健人员对相应人群实施预防接种。

二、发现病例或暴发疫情的社区

采取"内防扩散、外防输出"的策略,具体包括上述措施,以及密切接触者管理、加强消杀、随访跟踪疫情。及时判断社区流行强度,并于第一时间向相应疾病预防控制中心和疫情监测网站报告。

（一）密切接触者管理

在社区尽早发现并隔离疑似病例及其密切接触者,充分发挥全科医师网格管理员的作用,尽早彻底消毒发病现场,赢得早诊断和早治疗的时机,迅速有效地切断传播途径。

对新型冠状病毒肺炎疑似病例、确诊病例及密切接触者,要配合卫生健康部门、疾病预防控制中心、其他医疗卫生机构做好排查和隔离治疗。

有条件的应集中观察,每日随访密切接触者的健康状况,指导观察对象监测自身情况的变化,并随时做好记录。

若在居家观察期间出现新型冠状病毒肺炎疑似症状,全科医师做好评估复核后应及时上报,协调安排防疫车辆送至指定预检分诊门诊就诊,并为其提供就诊过程中防止交叉感染的具体防护措施,避免随意出行就诊导致交叉感染的发生。

(二) 消杀

协助当地疾病预防控制中心,做好病例家庭、单元楼内公共区域、单位办公室、会议室等疫点的消杀,以及公共场所的清洁消毒。

(三) 随访跟踪疫情

全科医师需持续跟踪随访就诊的发热患者、密切接触隔离观察者。按主管部门要求对相关人群进行电话随访登记,必要时做好防护后入户随访。随访时需按问题清单进行随访登记。

三、疫情传播的社区

采取"内防蔓延、外防输出"的策略,具体包括上述措施,以及疫区封锁、限制人员聚集等两项措施。

(一) 疫区封锁

对划为疫区的社区,必要时可采取疫区封锁措施,协助村委会或居委会限制人员出入,临时征用房屋、交通工具等。

(二) 限制人员聚集

协助检查和督促社区限制或停止集市、集会等人群聚集的活动。

四、疫情结束后的随访工作

对曾患过新型冠状病毒肺炎的人群,全科医师应做到定期随访,督促其定期体检,了解有无肺纤维化等后遗症,指导其进行肺功能康复训练;同时对其心理健康进行定期随访,如出现继发性心理问题,应进行相应的指导和治疗,组织动员其家人和全社区居民,给予其更多的关心和爱护,防止产生孤立感,促使其早日全面康复。

(王 兵 任菁菁)

第五节 | 相关基本概念

(一) 可疑暴露者

可疑暴露者指暴露于新型冠状病毒检测阳性的野生动物、物品和环境,且暴露时未采取有效防护的加工、售卖、搬运、配送或管理等人员。

(二) 密切接触者

密切接触者是指与病例发病后有如下接触情形之一,但未采取有效防护者:

1. 与病例共同居住、学习、工作,或其他有密切接触的人员,如与病例近距离工作或共用同一教室或与病例在同一所房屋中生活。

2. 诊疗、护理、探视病例的医护人员和家属或其他与病例有类似近距离接触的人员,如直接治疗及护理病例、到病例所在的密闭环境中探视患者或停留,病例同病室的其他患者及其陪护人员。

3. 与病例乘坐同一交通工具并有近距离接触人员,包括在交通工具上照料和护理过患者的人员,该患者的同行人员(家人、同事、朋友等),经调查评估后发现有可能近距离接触患者的其他乘客和乘务人员。

4. 现场调查人员调查后经评估认为符合其他与密切接触者接触的人员。

(三) 疫情

疫情指疫病的发生和发展情况。

(四) 疫区

疫区指传染病在人群中暴发、流行,其病原体向周围播散时所能波及的地区。如果出现了社区传播疫情,可根据《中华人民共和国传染病防治法》相关规定将该社区确定为疫区。

（五）疑似病例

湖北以外省份：

1. 流行病学史

（1）发病前 14 天内有武汉市及周边地区，或其他有病例报告社区的旅行史或居住史；

（2）发病前 14 天内与新型冠状病毒感染者（核酸检测阳性者）有接触史；

（3）发病前 14 天内曾接触过来自武汉市及周边地区，或来自有病例报告社区的发热或有呼吸道症状的患者；

（4）聚集性发病。

2. 临床表现

（1）发热和 / 或呼吸道症状；

（2）具有新型冠状病毒肺炎影像学特征；

（3）发病早期白细胞总数正常或降低，或淋巴细胞计数减少。

有流行病学史中的任何一条，且符合临床表现中任意 2 条。无明确流行病学史的，符合临床表现中的 3 条。

湖北省：

1. 流行病学史

（1）发病前 14 天内有武汉市及周边地区，或其他有病例报告社区的旅行史或居住史；

（2）发病前 14 天内与新型冠状病毒感染者（核酸检测阳性者）有接触史；

（3）发病前 14 天内曾接触过来自武汉市及周边地区，或来自有病例报告社区的发热或有呼吸道症状的患者；

（4）聚集性发病。

2. 临床表现

（1）发热和 / 或呼吸道症状；

（2）发病早期白细胞总数正常或减少，或淋巴细胞计数减少。

有流行病学史中的任何一条或无流行病学史，且同时符合临床表现中 2 条。

（六）疑似聚集性病例

14 天内在小范围（如一个家庭、工地、单位、社区等）发现 1 例确诊病例，并同时发现 1 例及以上发热呼吸道感染病例。

（七）聚集性病例

在疑似聚集性病例的情形下，发现 2 例确诊病例，且病例间可能存在因密切接触导致的人际传播的可能性或因共同暴露而感染的可能性，判定为聚集性病例。

（八）无症状感染者

无症状感染者指无临床症状，呼吸道标本新型冠状病毒病原学检测阳性。

（九）临床诊断病例

疑似病例具有肺炎影像学特征者。

（十）确诊病例

湖北以外省份：

疑似病例，具备以下病原学证据之一者：

1. 呼吸道标本或血液标本实时荧光 RT-PCR 检测新型冠状病毒核酸阳性；

2. 呼吸道标本或血液标本病毒基因测序，与已知的新型冠状病毒高度同源。

湖北省：

临床诊断病例或疑似病例，具备以下病原学证据之一者：

1. 呼吸道标本或血液标本实时荧光 RT-PCR 检测新型冠状病毒核酸阳性；

2. 呼吸道标本或血液标本病毒基因测序，与已知的新型冠状病毒高度同源。

(十一) 轻症病例

轻症病例指临床症状轻微,影像学未见肺炎表现。

(十二) 传染源

传染源指体内有病原体生存、繁殖并能将病原体排出体外的人和动物。

(十三) 传播途径

病原体离开传染源到达另一个易感者的途径称为传播途径,同一种传染病可以有多种传播途径。

(十四) 易感人群

易感人群指对某种传染病缺乏特异性免疫力易受感染的人群。

(十五) 医源性交叉感染

医源性交叉感染指各种原因引起的,在医院内遭受非自身固有病原体侵袭而发生的医院感染。

(十六) 飞沫传播

飞沫传播指病原体存在于空气中的飞沫或气溶胶中,易感者吸入时获得感染,如麻疹、白喉、新型冠状病毒肺炎等通过飞沫传播。

(十七) 接触传播

接触传播指易感者与被病原体污染的水或土壤接触时获得感染,如钩端螺旋体病、血吸虫病和钩虫病等通过接触传播。

(十八) 重点人群

重点人群指 14 天内来自或途经疫区等抵达本地区(市)的人员。

(十九) 潜伏期

潜伏期指从病原体侵入人体起至开始出现临床症状为止的时期。

(二十) 隔离

隔离指将患者或病原携带者妥善地安排在指定的隔离单位,暂时与人群隔离,积极进行治疗、护理,并对具有传染性的分泌物、排泄物、用具等进行必要的消毒处理,防止病原体向外扩散的医疗措施。

(二十一) 消杀

消杀指医务人员使用具有杀灭细菌和/或抑制病毒的化学制剂或物理方法对各类场所或物品进行消毒的行为。

(二十二) 个人防护

为了保护突发公共卫生事件处置现场工作人员,医务人员针对自己和特定对象、特定场所采取的一组预防感染措施,使其免受物理、化学和生物等有害因素伤害人体的防护。

(二十三) 心理危机

心理危机指由于突然遭受严重灾难、重大生活事件或精神压力,使生活状况发生明显的变化,尤其是出现了用现有的生活条件和经验难以克服的困难,以致使当事人陷于痛苦、不安状态,常伴有绝望、麻木不仁、焦虑,以及自主神经症状和行为障碍。

(二十四) 甲类传染病、乙类传染病

1. 甲类传染病包括①鼠疫;②霍乱。为强制管理的烈性传染病,城镇要求发现后 2 小时内通过传染病疫情监测信息系统上报,农村不超过 6 小时。

2. 乙类传染病包括传染性非典型性肺炎(严重呼吸综合征)、新型冠状病毒肺炎、艾滋病、病毒性肝炎等。乙类传染病为严格管理的传染病,城镇要求发现后 6 小时内网络直报,农村不超过 12 小时。

(王兵　姚军)

第二章
新型冠状病毒肺炎诊断与治疗

新型冠状病毒肺炎作为一种新的传染病,全科医师需要全面地认识本疾病,必须遵循"早发现、早诊断、早隔离、早治疗"的基本原则,尽最大可能地救治患者和控制疫情的传播。本章基于目前对新型冠状病毒肺炎病原学研究、临床病例数据的汇总以及诊治防控经验的总结,对新型冠状病毒肺炎的临床表现、实验室检查、胸部影像学检查做全面的介绍,同时对诊断标准和鉴别诊断以及治疗方法做详细的阐述,并结合疫情时期的心理干预指导,共同诊断和治疗此疾病。

第一节 | 临床表现与分型

一、临床表现

基于目前的流行病学调查资料,本病潜伏期为 1~14 天,多为 3~7 天。

起病以发热、乏力、干咳为主要表现。少数患者伴有鼻塞、流涕、咽痛和腹泻等症状。重型病例多在一周后出现呼吸困难和 / 或低氧血症,严重者快速进展为急性呼吸窘迫综合征、脓毒症休克、难以纠正的代谢性酸中毒、出凝血功能障碍,甚至出现多器官功能衰竭。值得注意的是,重型、危重型患者病程中也可为中低热,甚至无明显发热。

轻型患者仅表现为低热、轻微乏力、食欲减退等,无肺炎表现,多在1周后恢复。由于缺乏特异性临床表现,此类患者早期识别较为困难。另有个案报道无症状的病毒携带者。

从目前收治的病例情况看,多数患者预后良好,少数患者病情危重。老年人和有慢性基础疾病者预后较差。儿童病例症状相对较轻。

值得关注的是,新型冠状病毒肺炎可能出现了新的临床特点。临床发现部分患者虽仅有轻微咳嗽的临床症状,但肺部病变已明显,甚至严重。

二、临床分型

(一) 轻型
临床症状轻微,影像学未见肺炎表现。

(二) 普通型
具有发热、呼吸道感染等症状,影像学检查可见肺炎表现。

(三) 重型
病原学确诊后符合以下任何一条者:

1. 呼吸窘迫,呼吸频率(RR)$\geq$ 30 次/min。

2. 静息状态下,指氧饱和度 $\leq$ 93%。

3. 动脉血氧分压(PaO$_2$)/吸氧浓度(FiO$_2$)$\leq$ 300mmHg。(1mmHg = 0.133kPa)。

(四) 危重型
病原学确诊后符合下列任一情况者:

1. 出现呼吸衰竭,且需要机械通气。
2. 出现休克。
3. 合并其他器官功能衰竭需 ICU 监护治疗。

三、特殊感染人群

(一) 儿童及婴幼儿感染的临床特点

由于儿童及婴幼儿生理解剖学特点及自身免疫功能低下,普遍易感。感染数量少于成人,且症状不典型,早期诊断难度大。以发热、乏力、干咳为主要表现,发病时症状较轻,鼻塞、流涕等少见,部分患儿可无发热或低热。婴幼儿可表现为张口呼吸、喘息、鼻翼扇动、点头呼吸等。多数患儿预后较好,少数病情危重。

(二) 妊娠期感染的临床特点

妊娠期妇女是新型冠状病毒感染的易感人群,各孕龄均可发生。妊娠期新型冠状病毒肺炎主要表现为发热、乏力、干咳、气促。部分患者以腹泻为首发症状,继而可出现发热及呼吸道感染症状。妊娠期炎症反应性高,病情进展相对更快,尤其是在中晚期妊娠易演变为重症,需住院密切观察,如已足月则尽快终止妊娠。

(三) 中老年人感染的临床特点

中老年人常伴有基础疾病且自身免疫力较低,是新型冠状病毒感染的主要易感人群。现有数据显示,新型冠状病毒肺炎中,重型肺炎为 16.8%,其中以中老年男性患者居多。其病情进展迅速,易发展至多器官功能衰竭。重型及危重型患者死亡率较高,需引起高度重视。

(董卫国)

第二节 | 实验室检查

有条件的基层单位应尽早完善相关检查,包括血常规、血生化、凝血功能、降钙素原、C 反应蛋白(C reactive protein,CRP)、动脉血气分析、细菌、真菌、病毒培养等,并根据检查结果进行处理,同时根据病情变化及时复查各项指标。在对患者进行检查的时候,要注意个人防护工作,避免发生医护人员感染。同时,在采样过程中应规范操作,避免因标本污染而导致结果产生误差。

一、外周血检查

发病早期外周血白细胞总数正常或减低,淋巴细胞计数减少,严重者外周血淋巴细胞进行性减少。在血液标本中可检测出新型冠状病毒核酸。

二、生化检查

发病早期部分患者出现肝酶、乳酸脱氢酶(LDH)、肌酶和肌红蛋白增高;部分危重者可见肌钙蛋白增高。多数患者 C 反应蛋白和血沉升高,降钙素原正常。严重者 D- 二聚体升高。

三、动脉血气分析

新型冠状病毒肺炎患者根据临床分为轻型、普通型、重型、危重型。其中,动脉血气分析检查是重要的参考。重型患者可能出现静息状态下,指氧饱和度 ≤ 93% 或动脉血氧分压(PaO_2)/ 吸氧浓度(FiO_2) ≤ 300mmHg(1mmHg=0.133kPa);危重型患者可能出现呼吸衰竭,且需要机械通气。根据疫区定点隔离医院截至 2020 年 1 月 2 日的统计分析表明,10% 患者需要有创机械通气,其中 5%

患有难治性低氧血症,采用体外膜肺氧合(extracorporeal membrane oxygenation,ECMO)抢救治疗。

四、病毒基因检测

新型冠状病毒(2019-nCoV)的核酸序列已经明确,已建立了 2019-nCoV 的核酸检测方法,可以检测患者或疑似患者不同标本 (鼻咽拭子、痰、下呼吸道分泌物、血液、粪便等)中的 2019-nCoV。 考虑到各检测方法的经济性以及在我国的普及程度,目前临床主 要依靠实时荧光定量 PCR 法(Real-Time qPCR)对病毒核酸进行 检测,确定诊断。任何标本新型冠状病毒的检测都必须在具备适 当条件的实验室由经过相关技术安全培训的人员进行操作。新型 冠状病毒肺炎实验室检测技术指南中的核酸检测方法主要针对 新型冠状病毒基因组中开放阅读框 1a/b(open reading frame 1ab, ORF1ab)和核衣壳蛋白(nucleocapsid protein,N)。

1. 核酸检测 应用实时荧光定量 PCR 法(分子生物学方面的 高科技检测技术)检测新型冠状病毒核酸,要规范工作程序,检测 人员按照检测细则对被检样本进行检测;复核人员负责对检测操 作是否规范以及检测结果是否准确进行复核;部门负责人负责对 科室综合管理和检测报告的审核。

2. 样本接收 核对被检样本人员的姓名、性别、年龄、编号及 检测项目等;待检样本的状态如有异常,需注明;待检样本应存放 于 -70℃冰箱保存。

3. 检测项目

(1)新型冠状病毒核酸测定(实时荧光定量 PCR 法):推荐选用 针对新型冠状病毒的 ORF1ab、N 基因区域的引物和探针。

1)靶标一(ORF1ab):

①正向引物(F):CCCTGTGGGTTTTACACTTAA。

②反向引物(R):ACGATTGTGCATCAGCTGA。

③荧光探针(P):5′-FAM-CCGTCTGCGGTATGTGGAAAGGT-TATGG-BHQ1-3′。

2)靶标二(N):

①正向引物(F):GGGGAACTTCTCCTGCTAGAAT。

②反向引物(R):CAGACATTTTGCTCTCAAGCTG。

③荧光探针(P):5′-FAM-TTGCTGCTGCTTGACAGATT-TAMRA-3′。

核酸提取和实时荧光定量PCR反应体系及反应条件参考相关厂家试剂盒说明。

(2)结果判断

1)阴性:无Ct值或Ct值≥40。

2)阳性:Ct值<37,可报告为阳性。

3)灰度区:Ct值在37~40,建议重复实验。若重做结果示Ct值<40,扩增曲线有明显起峰,该样本判断为阳性,否则为阴性。

注:如果用的是商品化试剂盒,则以厂家提供的说明书为准。

(3)结果解释

1)在实验室要确认一个病例为阳性,需满足以下条件:同一份标本中新型冠状病毒2个靶标(ORF1ab、N)特异性实时荧光定量PCR检测结果均为阳性。如果出现单个靶标阳性的检测结果,则需要重新采样,重新检测。

2)阴性结果不能排除新型冠状病毒肺炎,需要排除可能产生假阴性的因素,包括:样本质量差,比如口咽等部位的呼吸道样本;样本收集的过早或过晚;没有正确的保存、运输和处理样本;技术本身存在的原因,如病毒变异、PCR抑制等。

4. 污染控制　PCR的污染非常常见,常见污染有PCR产物的污染与标本间的污染。控制方法有:

（1）实验室分区：使用实时荧光定量 PCR 法进行核酸检测的实验室至少拥有三个分区，包括试剂制备区、标本处理区、模板加入区（扩增区），这三个分区应分别由 3 个独立的房间组成。

（2）操作流程：实验室中的人员和物品必须严格遵循"试剂制备→样品处理→扩增"的工作流程进行。

（3）操作技能：戴手套，试剂均进行分装，移液器用防气溶胶的吸头等。

（4）废弃物处理：严格遵照 PCR 实验室废弃物处理原理处置废弃物。

（5）其他：实验结束后用稀酸擦拭污染的工作表面，实验室紫外灯照射等。

五、细菌、真菌培养

2019-nCoV 为病毒，目前细菌、真菌培养对诊断意义不大。但随着疾病的发展，一些患者可能出现继发感染。2020 年 1 月 1 日至 2020 年 1 月 20 日在疫区确诊的 99 例 2019-nCoV 病例中，在一名患者中同时培养出鲍曼不动杆菌、肺炎克雷伯菌和黄曲霉；另有一例被诊断为光滑念珠菌感染，三例被诊断为白念珠菌感染。

目前确诊病例需有呼吸道标本或血液标本行实时荧光定量 PCR 检测，新型冠状病毒核酸阳性；或病毒基因测序，与已知的新型冠状病毒高度同源。但是我们不能忽视实验室检查结果，各项指标的变化有助于及时监测患者的病情，及时处理，帮助患者早日康复。

六、实验室生物安全

新型冠状病毒肺炎已纳入传染病防治法的乙类传染病，但按照甲类传染病管理。根据掌握的新型冠状病毒肺炎生物学特点、流行病学特征、致病性、临床表现等信息,该病原体暂按照病原微生物危害程度分类中第二类病原微生物进行管理。实验室开展相关活动,应当报经国家卫生健康委员会批准,取得开展相应活动的资质。实验相关的样品运输、废弃物处理应当由经过适当培训的人员使用适当的个人防护装备和设备处理,防止次生危害。

(徐 威 李 博)

第三节 | 胸部影像学检查

胸部影像学检查是新型冠状病毒肺炎诊断的主要手段,同时也在诊治过程中的病情评估、疗效评价中发挥重要的作用。我们在防治新型冠状病毒肺炎的过程中需要了解患者胸部影像学特征及动态变化,并结合临床表现及其他辅助检查来共同判断。

一、检查方法

胸部 X 线检查和肺部 CT 检查是诊断新型冠状病毒肺炎最常用的胸部影像学检查方法,对于临床上的所有疑似病例必须进行胸部影像学检查。在基层单位,胸部 X 线检查作为社区卫生医疗机构常用的胸部影像检查方法其最大的优势在于方便、可及,但是由于此次新型冠状病毒肺炎早期影像学表现比较隐匿、轻微,因此若条件具备,强烈推荐行肺部 CT 检查或复查。需要注意的是,无论采取任何一种胸部影像学检查方式,都要严格做好隔离防护措施,启用专项设备和固定场所,避免发生交叉感染,同时要严格按照要求做好影像设备操作台以及机房地面和空气的消毒。

二、检查的基本特征

新型冠状病毒肺炎从病原学角度分类属于病毒性肺炎的一种,其影像学表现上有着病毒性肺炎的一些共性,同时又存在着自身的特点。病变可以累及肺实质和肺间质,主要导致气腔病变和间质病变。

(一) 胸部 X 线检查

由于胸部 X 线检查存在着一定的盲区,以及空间分辨率和密度分辨率的局限性,胸部 X 线检查有一定的漏诊率,所以在条件具备的单位,及早进行肺部 CT 检查或复查对于诊治显得尤为重要。典型的胸部 X 线检查大多数表现为支气管性肺炎的影像学改变,可表现为局限性的斑片状影、结节影,伴有支气管纹理增多、增粗的改变,重症病例可表现为团块状影、大叶性肺炎或两肺弥漫性病变。依据不同病例起病就诊的时间以及病情的严重程度不同,胸部 X 线检查的影像学变化不一。值得注意的是,影像学检查与临床症状和体征可不完全相称,胸部影像学改变既可早于临床呼吸系统症状的出现或加重,也可以在感染的最早期显现完全正常,因此临床上在诊治疑似患者过程中必须进行胸部影像学的动态观察(图 2-3-1,图 2-3-2)。

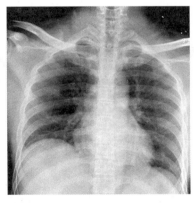

图 2-3-1　胸部 X 线片示:两肺纹理增多、增粗

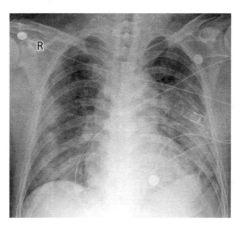

图 2-3-2　胸部 X 线片示：两肺多发片状影，部分相互融合

（二）肺部 CT 检查

肺部 CT 检查是当前筛查和诊断新型冠状病毒肺炎的主要手段，与胸部 X 线检查相比，肺部 CT 检查更易于发现早期病变，其中以肺部 HRCT 扫描为佳。常见的肺部 CT 影像学特点有：①大部分病灶表现为磨玻璃样影，呈片状或斑片状，大小不一，形状各异，边界相对清晰，其中可伴有实性结节；②病灶可以为单发，也可以为同侧肺或双侧肺多发；③大部分病灶沿支气管束分布，以下肺、背侧、肺底及胸膜下分布为主；④可合并有小叶间隔增厚及叶间胸膜增厚，极少数伴有胸腔积液或淋巴结肿大。

根据患者病情的严重程度不同，肺部 CT 表现也有明显的差别。早期轻症患者肺部病变相对较为局限，以亚段或节段性胸膜下分布为主，大多数病变表现为磨玻璃样改变（ground-grass opacity，GGO），伴或不伴有小叶间增厚，也可表现为小片实变伴周围磨玻璃样改变，累及范围不大；疾病进展后，肺部 CT 影像学表现为原发病灶范围扩大，多个病灶相互融合，也可出现新发病灶明显增多,可累及同侧和 / 或对侧不同肺叶,同时部分病灶出现实变,可见支气管充气征、条索样影和 GGO 改变同时存在;重症及危重症患者肺部 CT 影像学表现为双肺弥漫性病变,短期内病灶范围进展迅速,出现类似"白肺"样改变。

典型病例肺部 CT 表现见图 2-3-3 及图 2-3-4。

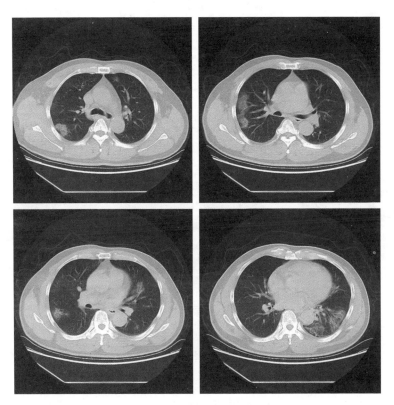

图 2-3-3　肺部 CT 示:两肺胸膜下多发磨玻璃样影(起病初)

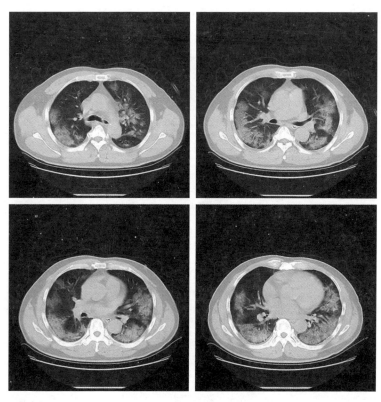

图 2-3-4　肺部 CT 示:两肺磨玻璃样影明显扩大,相互融合,部分实变
（进展后）

三、影像学表现的动态变化

在疾病的诊治过程中,伴随临床症状的改变,患者的胸部 X 线表现也相应地发生改变,因此在判断患者病情的变化及衡量临床疗效方面需要进行胸部影像学的复查。就此次新型冠状病毒肺炎

目前现有的资料及病例观察,大部分患者的病情变化及影像学发展相对较慢,胸部影像学复查的时机可以结合患者临床表现,对于症状持续不缓解甚至有进展的患者一般间隔48~72小时,而对于症状缓解、病情平稳的患者复查的时间间隔可相对长一些。在病程中,患者的不同病灶可能会出现不同的变化,部分病灶在好转吸收,而部分病灶在新增扩大以及实变。

四、鉴别诊断与继发改变

影像学表现常常存在"异病同征、同病异征"。新型冠状病毒肺炎胸部影像学表现需要与其他病原体所致的肺炎相互鉴别。首先要与甲型流行性感冒病毒、乙型流行性感冒病毒、腺病毒、巨细胞病毒等引起的病毒性肺炎,以及严重急性呼吸综合征(severe acute respiratory syndrome,SARS)、中东呼吸综合征(Middle East respiratory syndrome,MERS)相鉴别,其次要与肺炎支原体、肺炎衣原体、鹦鹉热衣原体、嗜肺军团菌等非典型病原体所致肺炎相鉴别,再次要与非感染性"肺炎样"疾病相鉴别,比如隐源性/继发性机化性肺炎、特发性间质性肺炎、嗜酸性粒细胞肺炎等。同时,在治疗过程中要注意继发其他病原体感染的出现,如细菌、真菌感染等,尤其是在重症/危重症病例以及伴有基础疾病的老年患者。影像学的诊断和鉴别要密切结合患者的病史、临床表现,尤其是疫区及相关的接触史。

(潘志杰)

第四节 | 诊断与鉴别诊断

新型冠状病毒肺炎诊断依赖于流行病学史、发热或呼吸道感染症状、典型的肺炎影像学特征及血象表现,而病原学证据为确诊病例依据;发热门诊需按照诊疗方案制定筛查流程并严格执行。新型冠状病毒肺炎在临床上分为轻型、普通型、重型及危重型;同时需与其他已知病毒性肺炎,肺炎支原体、衣原体肺炎及细菌性肺炎等鉴别。

一、诊断

(一) 诊断依据

综合流行病学接触史、临床和影像学特点,结合病原学检测,可做出诊断。临床表现、实验室检查和胸部影像学异常是诊断的基本条件,流行病学资料是临床诊断最重要的依据,病情特别是影像学的动态变化对于诊断亦具有重要意义。

(二) 诊断标准

根据国家卫生健康委员会、国家中医药管理局发布的《新型冠状病毒肺炎诊疗方案(试行第五版　修正版)》,诊断标准如下:

湖北以外省份:

1. 疑似病例

结合下述流行病学史和临床表现综合分析:

(1)流行病学史:①发病前 14 天内有武汉市及周边地区,或其他有病例报告社区的旅行史或居住史;②发病前 14 天内与新型冠状病毒感染者(核酸检测阳性者)有接触史;③发病前 14 天内曾接触过来自武汉市及周边地区,或来自有病例报告社区的发热或有呼吸道症状的患者;④有聚集性发病。

(2)临床表现:①发热和 / 或呼吸道症状;②具有上述肺炎影像学特征(详见本章第三节);③发病早期白细胞总数正常或降低,或淋巴细胞计数减少。

有流行病学史中的任何一条,且符合临床表现中任意 2 条。无明确流行病学史的,符合临床表现中的 3 条。

2. 确诊病例　在疑似病例的基础上,具备以下病原学证据之一者:①呼吸道标本或血液标本实时荧光 RT-PCR 检测新型冠状病毒核酸阳性;②呼吸道标本或血液标本病毒基因测序,与已知的新型冠状病毒高度同源。

湖北省

1. 疑似病例

结合下述流行病学史和临床表现综合分析:

(1)流行病学史:①发病前 14 天内有武汉市及周边地区,或其他有病例报告社区的旅行史或居住史;②发病前 14 天内与新型冠状病毒感染者(核酸检测阳性者)有接触史;③发病前 14 天内曾接触过来自武汉市及周边地区,或来自有病例报告社区的发热或有呼吸道症状的患者;④有聚集性发病。

(2)临床表现:①发热和 / 或呼吸道症状;②发病早期白细胞总数正常或降低,或淋巴细胞计数减少。

有流行病学史中的任何一条或无流行病学史,且同时符合临床表现中的 2 条。

2. 临床诊断病例　疑似病例具有肺炎影像学特征者。

3. 确诊病例　临床诊断病例或疑似病例,具备以下病原学证据之一者:①呼吸道标本或血液标本实时荧光 RT-PCR 检测新型冠状病毒核酸阳性;②呼吸道标本或血液标本病毒基因测序,与已知的新型冠状病毒高度同源。

(三)临床分型

1. 轻型　临床症状轻微,影像学未见肺炎表现。

2. 普通型　具有发热、呼吸道感染等症状,影像学检查可见肺炎表现。

3. 重型　符合下列任何一条:①呼吸窘迫,呼吸频率 ≥ 30 次/min;②静息状态下,指氧饱和度 ≤ 93%;③动脉血氧分压(PaO_2)/

吸氧浓度(FiO$_2$)≤ 300mmHg(1mmHg=0.133kPa)。

4. 危重型 符合以下情况之一者:①出现呼吸衰竭,且需要机械通气;②出现休克;③合并其他器官功能衰竭需 ICU 监护治疗。

(四) 临床筛查及诊断流程(图 2-4-1)

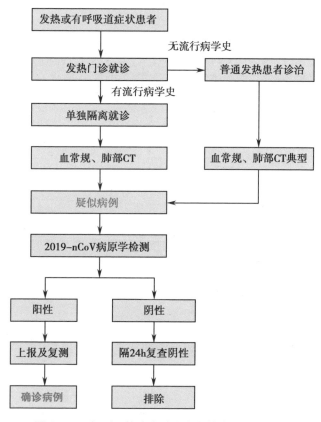

图 2-4-1 新型冠状病毒肺炎患者筛查和诊断流程

二、鉴别诊断

主要与流行性感冒病毒、副流行性感冒病毒、腺病毒、呼吸道合胞病毒、鼻病毒、人类偏肺病毒、严重急性呼吸综合征（severe acute respiratory syndrome, SARS）冠状病毒、中东呼吸综合征（Middle East respiratory syndrome, MERS）冠状病毒等其他已知病毒性肺炎鉴别，与肺炎支原体、衣原体肺炎及细菌性肺炎等鉴别。此外，还要与非感染性疾病，如血管炎、皮肌炎和机化性肺炎等鉴别。

（一）流行性感冒（简称流感）

1. 由流感病毒引起的、经飞沫传播的急性发热性呼吸道传染病。

2. 秋冬季到春季流行，有流感患者接触史和集体发病史，传染性强，但病程短，常呈自限性。

3. 临床上有急起高热，体温可达 39~40℃，全身症状较重而呼吸道感染症状并不严重，表现为畏寒、发热、头痛、乏力、全身酸痛等。

4. 外周血白细胞总数减少，淋巴细胞相对增加，嗜酸性粒细胞消失。

5. 老年人和伴有慢性呼吸系统疾病或心脏病患者易并发肺炎，影像学表现以双侧、多段、外带肺部磨玻璃密度影改变为主；继发性细菌性肺炎可有实变或局灶性肺炎体征，外周血白细胞和中性粒细胞显著增高；病毒与细菌混合性肺炎时可呈支气管肺炎或大叶性肺炎表现。

6. 流感病毒核酸检测阳性或流感抗原检测阳性可确诊，病毒分离或血清学检查也可明确诊断。

（二）严重急性呼吸综合征（severe acute respiratory syndrome, SARS）

1. 由 SARS 冠状病毒引起的以发热、呼吸道感染症状为主要表现的具有传染性的临床综合征,重症病例易迅速进展为急性呼吸窘迫综合征(acute respiratory distress syndrome,ARDS)而死亡。

2. SARS 患者为主要传染源。

3. 急性起病,2~3 周内病情都可处于进展状态,常以发热为首发和主要症状。体温一般高于 38℃,呈持续性,伴有畏寒、肌肉酸痛、关节酸痛、头痛和乏力,常无上呼吸道卡他症状,呼吸困难和低氧血症多见于发病 6~12 天以后,部分患者可出现腹泻、恶心和呕吐。

4. 外周血白细胞计数一般正常或降低,常有淋巴细胞计数减少,部分患者血小板减少。

5. 胸部影像学的表现进展迅速,短期内病变融合成大片状阴影甚至白肺。

6. 血清学和病毒核酸等检测可明确诊断。

(三) 中东呼吸综合征(Middle East respiratory syndrome,MERS)

1. 由 MERS 冠状病毒引起的具有传染性的临床综合征,临床表现与 2003 年 SARS 类似,可出现 ARDS 和多器官功能衰竭,流行的强度较 SARS 弱,病死率较 SRAS 高。

2. 该病毒可有限度而断续地人传人,以飞沫传染为主。

3. 临床常见的症状为发热,其余为咳嗽、呼吸困难和肌肉酸痛,部分患者还可出现胃肠道症状,包括呕吐、腹痛、腹泻。重症病例多在 1 周内进展为重症肺炎,可发生急性呼吸窘迫综合征、急性肾功能衰竭,甚至多脏器功能衰竭。部分病例可无临床症状或仅表现为轻微的呼吸道感染症状,无发热、腹泻和肺炎。

4. 外周血白细胞总数一般不高,可伴有淋巴细胞减少。

5. 肺炎的影像学主要特点为胸膜下和基底部分布,以磨玻璃影为主,可出现实变影,从单侧至双侧发展。部分病例可有不同程度胸腔积液。

6. 诊断主要依赖于流行病学史、临床表现及病原学检测结果。

(四) 其他呼吸道病毒性疾病

1. 可发生于各年龄组。儿童以下呼吸道感染为主,成人则以上呼吸道病变为主,是一组急性、自限性常见病。

2. 临床表现多样化,轻者如普通感冒和上呼吸道感染,重者可为细支气管炎和肺炎,甚至可导致死亡。普通感冒主要为鼻塞、流涕、打喷嚏、咽痛等,全身症状较轻,无明显中毒症状。肺炎患者临床表现一般较轻,起病缓慢,有头痛、发热、干咳、乏力等症状,体征不明显,白细胞计数正常或稍增。部分腺病毒肺炎病情重,预后差。

3. X 线检查肺部有斑点状、片状或均匀的阴影。

4. 病原学诊断有赖于血清学检查和病毒抗原检测等。

(五) 细菌性肺炎

1. 临床表现多样化,病原谱多元化以及耐药菌普遍化。

2. 常有受寒、劳累等诱因或伴慢性阻塞性肺疾病、心力衰竭等基础疾病,部分患者病前有上呼吸道感染史。起病较急,以发热常见,多为持续性高热,抗感染治疗后热型可不典型。咳嗽、咳痰多,痰液多呈脓性,有些细菌性肺炎的痰液表现较典型。部分有胸痛。单侧肺炎可有患侧呼吸运动减弱、叩诊音浊、呼吸音降低和湿性啰音等典型体征。实变体征常提示为细菌性感染。

3. 血白细胞总数和中性粒细胞多有升高,或中性粒细胞百分比升高。

4. 胸部影像学表现如肺叶实变、空洞形成或较大量胸腔积液多见于细菌性肺炎。

5. 病原学诊断依靠痰涂片镜检、痰培养结果或免疫学及分子生物学检测方法。

（六）肺炎支原体肺炎

1. 为肺炎支原体引起的呼吸道急性感染性病变。

2. 可表现为无症状感染、上呼吸道感染、气管 - 支气管炎和肺炎。支原体肺炎是经典的非典型肺炎，起初有数天到 7 天的无症状期，继而乏力、头痛、咽痛、肌肉酸痛，咳嗽明显，为发作性干咳，夜间为重，也可以产生脓痰，持久的阵发性剧咳为较典型的表现。一般为中等度发热，也可不发热。

3. 外周血白细胞不高。

4. 胸部影像学最常见的发现为支气管周围的肺炎，表现为支气管管壁增厚及小叶中心性结节，局限于下叶的片状实变浸润影，可伴有间质改变，也可呈多叶段分布。

5. 支原体肺炎的肺外症状相对多见，如皮肤损害（斑丘疹、水疱疹最多见）、中枢神经系统表现等。

6. 血清学冷凝集试验和呼吸道标本培养等可明确诊断。

（七）肺炎衣原体肺炎

1. 由肺炎衣原体引起的呼吸道和肺部感染。衣原体肺炎在社区获得性肺炎中，常常表现为与其他病原体同时存在的混合感染。

2. 症状可轻可重，与其他肺炎相比无特异性。病程较长，可出现持续的咳嗽和不适，有些患者可出现喘鸣和诱发哮喘，病程甚至长达几个月。

3. 实验室检查多无异常，一些患者可出现血沉增快、C 反应蛋白增高和白细胞升高。

4. 单侧下叶肺部的片状阴影和网状浸润为最常见的影像学表现，也可出现肺叶的大片阴影，类似于典型的细菌性肺炎，严重者呈广泛双侧肺炎。

5. 依靠实验室病原学诊断，如血清学试验、PCR 和直接抗原的检测等。

（八）肺血管炎

1. 本病发病机制复杂,可发展为呼吸衰竭。

2. 一般少见急性发病,多为中低度发热。

3. 肉芽肿性多血管炎影像学检查常显示双肺多发性病变,以下肺多见,病灶呈结节样、粟粒样、局灶性浸润,可有空洞形成。病变具迁移性,可自行消失是本病的特点。可伴有其他器官损害,特别是肾脏免疫损害,故临床呈多系统受累表现时应怀疑本病的可能。

4. 特殊的血清学检查和肺组织活检可作鉴别。

此外,少部分患者并无典型的发热或呼吸道症状,而是以一些不典型症状为首发表现,如消化系统症状(食欲减退、乏力、恶心、呕吐、腹泻等)、神经系统症状(头痛、精神差等)、心血管系统症状(心慌、胸闷等)、眼科症状(如结膜炎)、仅有轻度四肢或腰背部肌肉酸痛。医护人员对此类以非呼吸系统症状为首发症状的隐性传染源需高度警惕,接诊时应更加详细地询问患者的病史,特别是有无疑诊或确诊患者的接触史、近14天内是否出现发热的病史。同时,对此类"不典型"病例,应及时进行血常规、肺部CT检查和呼吸道病原学检测,如血常规及胸部影像学均符合新型冠状病毒感染表现,则应进一步完善新型冠状病毒的核酸检测。

（陆远强）

第五节 | 治　疗

新型冠状病毒肺炎治疗分为一般治疗和重型、危重型患者的治疗。一般治疗包括卧床休息,及时根据病情监测指标合理应用抗病毒药物和抗菌药物等。重症、危重症患者治疗遵循"四抗二平衡"治疗原则,其中包括呼吸支持、循环支持以及多脏器支持等。可联合中药治疗,其根据患者分期的不同而有所差别。

一、根据病情严重程度确定治疗场所

1. 疑似及确诊病例应在具备有效隔离条件和防护条件的定点医院隔离治疗,疑似病例应单人单间隔离治疗,确诊病例可多人收治在同一病室。

2. 危重型病例应尽早收入 ICU 治疗。

二、一般治疗

1. 卧床休息,加强支持治疗,保证充分热量;注意水、电解质平衡,维持内环境稳定;密切监测生命体征、指氧饱和度等。

2. 根据病情监测血常规、尿常规、C 反应蛋白(C reactive protein,CRP)、生化指标(肝酶、心肌酶、肾功能等)、凝血功能,动脉血气分析,复查胸部影像学,有条件者,可行细胞因子检测。

3. 及时给予有效氧疗措施,包括鼻导管、面罩给氧和经鼻高流量氧疗。

4. 抗病毒治疗　目前没有确认有效的抗病毒治疗方法。可试用 α 干扰素雾化吸入(成人每次 500 万 U 或相当剂量,加入灭菌注射用水 2ml,每日 2 次);洛匹那韦 / 利托那韦(200mg/50mg,每粒)每次 2 粒,每日 2 次,或可加用利巴韦林(成人首剂 4g,次日每 8 小时一次,每次 1.2g,或 8mg/kg iv,每 8 小时一次)。要注意洛匹那韦 / 利托那韦相关腹泻、恶心、呕吐、肝功能损害等不良反应,同时要注意和其它药物的相互作用。

5. 抗菌药物治疗　避免不恰当使用抗菌药物,尤其是联合使用广谱抗菌药物。加强细菌学监测,有继发细菌感染证据时,及时应用抗菌药物。

三、重型、危重型病例的治疗

(一) 治疗原则

在对症治疗的基础上,积极防治并发症,治疗基础疾病,预防继发感染。我们遵循"四抗二平衡"的治疗原则:四抗是指抗病毒治疗、抗休克治疗、抗低氧血症以及多器官功能衰竭、抗继发性感染;二平衡是指维持水、电解质、酸、碱的平衡,维持微生态的平衡。抗病毒感染以后,往往也有肠道微生态的失平衡,导致细菌继发感染,所以恢复肠道微生态平衡能减少继发感染。

(二) 呼吸支持

1. 氧疗　重型患者应接受鼻导管或面罩吸氧,并及时评估呼吸窘迫和/或低氧血症是否缓解。

2. 高流量鼻导管氧疗或无创机械通气　当患者接受标准氧疗后呼吸窘迫和/或低氧血症无法缓解时,可考虑使用高流量鼻导管氧疗或无创通气治疗。若短时间(1~2小时)内病情无改善甚至恶化,应当及时进行气管插管和有创机械通气。

3. 有创机械通气　采用肺保护性通气策略,即小潮气量(4~8ml/kg理想体重)和低吸气压力(平台压 <30cmH$_2$O)进行机械通气,以减少呼吸机相关肺损伤。若患者存在人机不同步,应当及时使用镇静剂以及肌松药物。

4. 挽救治疗　对于严重ARDS患者,建议进行肺复张。在条件允许下,每天应当进行12小时以上的俯卧位通气。俯卧位通气效果不佳者,如条件允许,应当尽快考虑体外膜肺氧和(ECMO)。

(三) 循环支持

在充分液体复苏的基础上,改善微循环,使用血管活性药物,必要时进行血流动力学监测。

（四）多器官功能衰竭患者的脏器支持治疗

包括连续血液净化、李氏人工肝、体外膜肺氧合（extracorporeal membrane oxygenation，ECMO）等。

（五）血清治疗

血清治疗是指将康复者的血清输入患者的体内，利用康复者血清中的抗病毒抗体和患者病毒，实现康复。在治疗没有特效药物的情况下，血清治疗是一种可以尝试的疗法。

（六）其他治疗措施

可根据患者呼吸困难程度、胸部影像学进展情况，酌情在短期内（3~5 天）使用糖皮质激素。建议剂量不超过相当于甲泼尼龙 1~2mg/（kg·d）；可静脉给予血必净 100ml/d，每日 2 次治疗；可使用肠道微生态调节剂，维持肠道微生态平衡，预防继发细菌感染；患者常存在焦虑、恐惧的情绪，应加强心理疏导。

四、中医治疗

根据国家卫生健康委员会、国家中医药管理局《新型冠状病毒肺炎诊疗方案（试行第五版　修正版）》有关的中医治疗方案，各地可根据病情、当地气候特点以及不同体质等情况，参照下列方案进行辨证论治。

（一）医学观察期

临床表现 1：乏力伴胃肠不适。

推荐中成药：藿香正气胶囊（丸、水、口服液）。

临床表现 2：乏力伴发热。

推荐中成药：金花清感颗粒、连花清瘟胶囊（颗粒）、疏风解毒胶囊（颗粒）、防风通圣丸（颗粒）。

（二）临床治疗期

1. 初期：寒湿郁肺

临床表现:恶寒发热或无热,干咳,咽干,倦怠乏力,胸闷,脘痞,或呕恶,便溏。舌质淡或淡红,苔白腻,脉濡。

推荐处方:苍术 15g、陈皮 10g、厚朴 10g、藿香 10g、草果 6g、生麻黄 6g、羌活 10g、生姜 10g、槟榔 10g。

2. 中期:疫毒闭肺

临床表现:身热不退或往来寒热,咳嗽痰少,或有黄痰,腹胀便秘。胸闷气促,咳嗽喘憋,动则气喘。舌质红,苔黄腻或黄燥,脉滑数。

推荐处方:杏仁 10g、生石膏 30g、瓜蒌 0g、生大黄 6g(后下)、生炙麻黄各 6g、葶苈子 10g、桃仁 10g、草果 6g、槟榔 10g、苍术 10g。

推荐中成药:喜炎平注射剂,血必净注射剂。

3. 重症期:内闭外脱

临床表现:呼吸困难、动辄气喘或需要辅助通气,伴神昏,烦躁,汗出肢冷,舌质紫暗,苔厚腻或燥,脉浮大无根。

推荐处方:人参 15g、黑顺片 10g(先煎)、山茱萸 15g,送服苏合香丸或安宫牛黄丸。

推荐中成药:血必净注射液、参附注射液、生脉注射液。

4. 恢复期:肺脾气虚

临床表现:气短、倦怠乏力、纳差呕恶,痞满,大便无力,便溏不爽,舌淡胖,苔白腻。

推荐处方:法半夏 9g、陈皮 10g、党参 15g、炙黄芪 30g、茯苓 15g、藿香 10g、砂仁 6g(后下)。

(朱 彪　徐凯进)

第六节｜心理危机干预

新型冠状病毒肺炎是一种人类从未知晓的新型传染性疾病，其来势汹汹，严重威胁着人民群众的生命安全和身心健康，使得人群出现了各种应激状态下的心理危机，有必要及时恰当地给予干预。

一、总则

(一) 概念

心理危机是指由于突然遭受严重灾难、重大生活事件或精神压力，使生活状况发生明显的变化，以致使当事人陷于痛苦、不安的状态，常伴有绝望、麻木不仁、焦虑以及自主神经症状和行为障碍。

心理危机干预是指针对处于心理危机状态的个人及时给予适当的心理援助，使之尽快摆脱困难，积极预防、减缓和尽量控制疫情的心理社会影响。

(二) 心理危机干预的工作内容

1. 了解受疫情影响的各类人群的心理健康状况，及时识别高危人群，避免极端事件的发生，如自杀、冲动行为等。发现可能出现的群体心理危机苗头，及时报告，并提供建议。

2. 综合应用各类心理危机干预技术，并与宣传教育相结合，提供心理健康服务。

3. 培训和支持社会组织开展心理健康服务。

4. 做好居家严重精神障碍患者的管理、治疗和社区照护工作。

(三) 确定目标人群和数量

将新型冠状病毒肺炎疫情影响人群分为四级。干预重点应当从第一级人群开始,逐步扩展。

第一级人群:新型冠状病毒肺炎确诊患者(住院治疗的重症及以上患者)、疫情防控一线医护人员、疾病控制人员和管理人员等。

第二级人群:居家隔离的轻症患者(密切接触者、疑似患者)、到医院就诊的发热患者。

第三级人群:与第一级、第二级人群有关的人,如家属、同事、朋友,参加疫情应对的后方救援者,如现场指挥、组织管理人员、志愿者等。

第四级人群:受疫情防控措施影响的疫区相关人群、易感人群、普通公众。

(四) 评估目标人群、制定分类干预计划

评估目标人群的心理健康状况,及时识别与区分高危人群、普通人群;对高危人群开展心理危机干预,对普通人群开展心理健康教育。根据具体情况,制定工作时间表。

(五) 危机干预流程

1. 启动工作团队。

2. 危机事件管理。

3. 受害人群分级、分组。

4. 高危人群筛查。

5. 心理危机干预方案设置。

6. 心理危机干预的实施。

7. 总结与督导。

二、评估

新型冠状病毒肺炎让所有人都猝不及防,以下是一些常见的面临危机时的表现,这些表现是任何正常人群应对任何危机事件的心理反应。

1. 情绪方面　出现了对于这场疫情的无法控制的紧张、担心、焦虑、恐惧,担心会不会被感染,甚至出现对传染来源、外部环境、干预措施的抱怨、愤怒;对疾病得不到控制的愤怒和无助、绝望;也可能变得情绪不稳定,容易激惹,没有耐心。

2. 躯体方面　可能出现不自主心慌、胸闷,头痛,容易出汗,容易疲倦、食欲下降、睡眠变差,甚至出现血压升高、月经周期紊乱等情况。

3. 认知方面　可能出现注意力不集中,总觉得自己可能被感染,对身体各种感觉特别关注,并将身体的各种不舒服与"疫情"联系起来,甚至感慨生命如此脆弱、难以相信他人和世界等。

4. 行为方面　出现逃避、回避一些信息或者场景,或者反复去查看疫情的进展消息、行为冲动、经常发脾气;开始饮酒、吸烟,或者饮酒、吸烟增加等,甚至出现违反社会规则的行为。

高压之下,人们往往会忽视或压抑自身的负面感受,可以先进行简单的自我评估,判断目前的心理健康状况,以下问卷有助于您对自己的心理状况进行评估(表 2-6-1)。

三、不同人群的分层干预措施

(一) 确诊患者

1. 隔离治疗初期

(1)心态:麻木、否认、愤怒、恐惧、焦虑、抑郁、失望、抱怨、失眠或攻击等。

表 2-6-1　心理健康自评问卷及其评分方法

心理健康自评问卷

姓名：　　　　性别：① 男 ② 女　　　年龄:(　)周岁

在灾难发生过程中你是:(可以多项同时选)

①消防人员 ②警察 ③指挥或协调者 ④医疗救护人员 ⑤其他人道援助者⑥新闻人员 ⑦直接受影响者 ⑧事件目击者 ⑨受伤者 ⑩死者家属

你和灾难现场接触的时间:

①一直在 ②大部分时间 ③小部分时间 ④不在现场

1	你是否经常头痛？	是	否
2	你是否食欲差？	是	否
3	你是否睡眠差？	是	否
4	你是否易受惊吓？	是	否
5	你是否手抖？	是	否
6	你是否感觉不安、紧张或担忧？	是	否
7	你是否消化不良？	是	否
8	你是否思维不清晰？	是	否
9	你是否感觉不快乐？	是	否
10	你是否比原来哭得多？	是	否
11	你是否发现很难从日常活动中得到乐趣？	是	否
12	你是否发现自己很难做决定？	是	否
13	日常工作是否令你感到痛苦？	是	否
14	你在生活中是否不能起到应起的作用？	是	否
15	你是否丧失了对事物的兴趣？	是	否
16	你是否感到自己是个无价值的人？	是	否
17	你头脑中是否出现过结束自己生命的想法？	是	否
18	你是否什么时候都感到累？	是	否
19	你是否感到胃部不适？	是	否
20	你是否容易疲劳？	是	否

评分方法

　　条目 1~20 按照"是"记 1 分，"否"记 0 分，各条目得分相加得到总分,总分超过 7 分及以上,提示需要引起关注

(2)干预措施

1)理解患者出现的情绪反应属于正常的应激反应,作到事先有所准备,不被患者的攻击和悲伤行为所激怒而失去医师的立场,如与患者争吵或过度卷入等。

2)在理解患者的前提下,除药物治疗外,应当给予心理危机干预,如及时评估自杀、自伤、攻击风险,正面心理支持,不与患者正面冲突等。必要时请精神科会诊。解释隔离治疗的重要性和必要性,鼓励患者树立积极恢复的信心。

3)强调隔离手段不仅是为了更好地观察治疗患者,同时是保护亲人和社会安全的方式。解释目前治疗的要点和干预的有效性。

(3)原则:以支持、安慰为主。宽容对待患者,稳定患者情绪,及早评估自杀、自伤、攻击风险。

2. 隔离治疗期

(1)心态:除上述可能出现的心态以外,还可能出现孤独,或因对疾病的恐惧而不配合、放弃治疗,或对治疗的过度乐观和期望值过高等。

(2)干预措施

1)根据患者能接受的程度,客观、如实地交代病情和外界疫情,使患者作到心中有数。

2)协助与外界亲人沟通,转达信息。

3)积极鼓励患者配合治疗的所有行为。

4)尽量使环境适宜患者的治疗。

5)必要时请精神科会诊。

(3)原则:积极沟通信息,必要时精神科会诊。

3. 发生呼吸窘迫、极度不安、表达困难的患者

(1)心态:濒死感、恐慌、绝望等。

(2)干预措施:在镇定、安抚的同时,加强原发病的治疗,减轻症状。

(3)原则:安抚、镇静,注意情感交流,增强治疗信心。

4. 居家隔离的轻症患者、到医院就诊的发热患者

(1)心态:恐慌、不安、孤独、无助、压抑、抑郁、悲观、愤怒、紧张,被他人疏远躲避的压力、委屈、羞耻感或不重视疾病等。

(2)干预措施

1)协助服务对象了解真实、可靠的信息与知识,取信科学和医学权威资料。

2)鼓励积极配合治疗和隔离措施,健康饮食和作息,多进行读书、听音乐、利用现代通信手段沟通及其他日常活动。

3)接纳隔离处境,了解自己的反应,寻找逆境中的积极意义。

4)寻求应对压力的社会支持:利用现代通信手段联络亲朋好友、同事等,倾诉感受,保持与社会的沟通,获得支持与鼓励。

5)鼓励使用心理援助热线或在线心理干预等。

(3)原则:健康教育,鼓励配合,顺应变化。

(二) 疑似患者

1. 心态　侥幸心理、躲避治疗、怕被歧视,或焦躁、过度求治、频繁转院等。

2. 干预措施

(1)政策教育,密切观察,及早求治。

(2)为人、为己采用必要的保护措施。

(3)服从大局安排,按照规定报告个人情况。

(4)使用减压行为,减少应激。

3. 原则　及时健康教育,正确防护,服从大局,减少压力。

(三) 医护及相关人员

1. 心态

(1)身体反应:过度疲劳和紧张,休息与睡眠的不足,易产生生理上的不适感,例如晕眩、呼吸困难、胃痛等。

(2)心理反应:焦虑不安、抑郁、悲伤、委屈、无助、压抑、面对患者死亡的挫败或自责;担心被感染、担心家人、害怕家人担心自己;过度亢奋,拒绝合理的休息等。

(3)职业困扰:耗竭感、无价值感,绝望,无助,感到软弱、内疚和羞耻。

2. 干预措施

(1)参与救援前进行心理危机干预培训。进行预防性晤谈,公开讨论内心感受;支持和安慰;资源动员;帮助当事人在心理上对应激有所准备。

(2)消除一线医务工作者的后顾之忧,安排专人进行后勤保障,隔离区工作人员尽量每个月轮换一次。

(3)合理排班,安排适宜的放松和休息,保证充分的睡眠和饮食。尽量安排定点医院一线人员在医院附近住宿。

(4)在可能的情况下,尽量保持与家人和外界的联络、交流。

(5)如出现失眠、情绪低落、焦虑时,可寻求专业的心理危机干预或心理健康服务,可拨打心理援助热线或进行线上心理服务,有条件的地区可进行面对面心理危机干预。持续14天不缓解且影响工作者,需由精神科进行评估与诊治。

(6)如已发生应激症状,应当及时调整工作岗位,寻求专业人员帮助。

3. 原则 定时轮岗,自我调节,有问题寻求帮助。

(四) 与患者密切接触者(家属、同事、朋友等)

1. 心态 躲避、不安、等待期的焦虑,或盲目勇敢、拒绝防护和居家观察等。

2. 干预措施

(1)政策教育,鼓励面对现实,配合居家观察。

(2)正确的信息传播和交流,释放紧张情绪。

3. 原则 健康教育,安慰,鼓励借助网络交流。

(五) 不愿公开就医的人群

1. 心态 怕被误诊和隔离、缺乏认识、回避、忽视、焦躁等。

2. 干预措施

(1)知识教育,消除恐惧。

(2)及早就诊,利于他人。

(3)抛除耻感,科学防护。

3. 原则 解释劝导,不批评,支持就医行为。

(六) 易感人群及大众

1. 心态 恐慌、不敢出门、盲目消毒、失望、恐惧、易怒、攻击行为和过于乐观、放弃等。

2. 干预措施

(1)正确提供疫情信息及有关进一步服务的信息。

(2)交流、适应性行为的指导。

(3)不歧视患病、疑病人群。

(4)提醒注意不健康的应对方式,如饮酒、吸烟等。

(5)自我识别症状。

3. 原则 健康教育,指导积极应对,消除恐惧,科学防范。

四、严重心理或精神障碍患者的评估与干预

1. 抑郁、焦虑症状 当患者和医护人员出现中度以上的抑郁和焦虑症状,伴有明显的痛苦体验,或通过以上的心理干预无法缓解者,可以予精神科会诊,视情况可考虑使用抗抑郁药,如伴有明显的焦虑、恐惧、惊恐等,可考虑使用苯二氮䓬类药物对症干预。

2. 精神病性症状 如患者精神状态加重,出现严重的精神病性症状,如幻觉、妄想、行为冲动等,可给予约束保护,精神科会诊后,给予抗精神病药物对症治疗,同时密切观察药物可能引起的不良反应。

3. 新型冠状病毒肺炎所致精神障碍　如果 2019-nCoV 肺炎重型或危重型患者,由于呼吸衰竭导致精神障碍,如谵妄、意识模糊、精神病性症状,需要多学科联合诊治(multi-disciplinary treatment,MDT)后确定治疗方案。

(胡少华)

第三章
新型冠状病毒肺炎双向转诊

　　疫情来临,需要社区全科医师与传染病医院以及综合型医院感染科、发热门诊等科室的密切配合。新型冠状病毒肺炎初期症状往往是非特异性的,患者可能会首先去社区就诊,因此全科医师更需要了解和掌握新型冠状病毒肺炎的防治知识,做好首诊工作,可有效防止疫情扩散与蔓延。当病情得到控制、解除隔离后,继续下转至社区进行康复、随访,可有效节省医疗资源。因此,社区与上一级定点医院间的双向转诊非常必要。

第一节 ｜ 上　转

　　在社区医疗工作中,把握双向转诊原则非常重要,特别是传染性疾病,如果能做到"早预防、早发现、早报告、早隔离、早治疗",能有效控制疫情扩散与蔓延,降低病死率,切实维护公众的身体健康和生命安全。

一、上转指征

早预防、早发现的首要任务是发现疑似病例,这需要详细询问流行病学史及临床表现,严格把握上转指征(根据国家卫生健康委员会、国家中医药管理局发布的《新型冠状病毒肺炎诊疗方案(试行第五版　修正版)》)。

(一) 湖北以外省份

1. 流行病学史

(1) 发病前 14 天内有武汉市及周边地区,或其他有病例报告社区的旅行史或居住史;

(2) 发病前 14 天内与新型冠状病毒感染者(核酸检测阳性者)有接触史;

(3) 发病前 14 天内曾接触过来自武汉市及周边地区,或来自有病例报告社区的发热或有呼吸道症状的患者;

(4) 聚集性发病。

2. 临床表现

(1) 发热和 / 或呼吸道症状;

(2) 具有肺炎影像学特征(早期呈现多发小斑片影及间质改变,以肺外带明显。进而发展为双肺多发磨玻璃影、浸润影,严重者可出现肺实变,胸腔积液少见);

(3) 发病早期白细胞总数正常或降低,或淋巴细胞计数减少。

依据《新型冠状病毒肺炎诊疗方案(试行第五版　修正版)》:有流行病学史中的任何一条,且符合临床表现中任意 2 条;无明确流行病学史的,符合临床表现中的 3 条。需要考虑疑似病例,及时上转至上一级指定医院的发热门诊就诊。

(二) 湖北省

1. 流行病学史

(1) 发病前 14 天内有武汉市及周边地区,或其他有病例报告社区的旅行史或居住史;

(2) 发病前 14 天内与新型冠状病毒感染者(核酸检测阳性者)有接触史;

(3) 发病前 14 天内曾接触过来自武汉市及周边地区,或来自有病例报告社区的发热或有呼吸道症状的患者;

(4) 聚集性发病。

2. 临床表现

(1) 发热和 / 或呼吸道症状;

(2) 发病早期白细胞总数正常或降低,或淋巴细胞计数减少。

依据《新型冠状病毒肺炎诊疗方案(试行第五版　修正版)》:有流行病学史中的任何一条或无流行病学史的,且同时临床表现中的 2 条。需要考虑疑似病例,及时上转至上一级指定医院的发热门诊就诊。

二、上转流程

1. 首先,向疑似病例解释病情,征得患者同意(如不同意向医院领导报告,必要时向当地疾病预防控制中心报告强制执行),报告双向转诊中心业务负责人,电子病历系统填写上转转诊单。

2. 电话联系上级指定医院的双向转诊中心,告知转诊患者为疑似新型冠状病毒肺炎及相关信息,以便指定医院做好准备。同时,跟患者交代注意事项后送指定医院发热门诊就诊,运送患者应使用专用车辆,疑似患者佩戴 N-95 型口罩,并做好运送人员个人防护和车辆消毒。

3. 转诊至指定医院后,需做好病情交接,告知其他相关疾病及注意事项。

4. 转诊后,对疑似病例接触的环境及时进行空气、实物等消杀(详见第四章第八节)。

三、上转注意事项

1. 尊重患者的权利及义务,如实告知患者及家属新型冠状病毒肺炎是国家乙类传染病,不能隐瞒病史,必须到上一级指定医院发热门诊排除、诊断和治疗;注意谈话技巧,在告知同时解答患者咨询,消除患者恐惧心理,减少不良反应的发生。

2. 告知患者途中不随地吐痰,不触碰任何人,到目的地后走专用通道,听从医护人员指挥。

3. 转运过程中告知患者入指定医院后,必做项目新型冠状病毒核酸检测的操作步骤及注意事项。

4. 转运过程中严密观察患者的生命体征及意识状况,包括心率、心律、呼吸频率、脉搏、血压、血氧饱和度、毛细血管充盈程度、瞳孔、面色、口唇及四肢末梢循环状况,若转运途中一旦出现异常状况,及时发现上报,立即处理。

5. 转运疑似病例应使用专用车辆,并做好运送人员的个人防护和车辆消毒。

6. 对于和疑似病例有密切接触者,需居家隔离 14 天,监测体温,每天至少 2 次,定期接受社区医师的随访。医学观察期间,密切接触者一旦出现任何症状(包括发热、寒战、干咳、咳痰、鼻塞、流涕、咽痛、头痛、乏力、肌肉酸痛、关节酸痛、气促、呼吸困难、胸闷、结膜充血、恶心、呕吐、腹泻和腹痛等),则立即向当地的卫生健康部门报告,并按规定送定点医疗机构诊治,采集标本开展实验室检测与排查工作。如排查结果为疑似病例、确诊病例或轻症病例,应对其密切接触的人员进行医学观察。

只有严格筛查患者,把握好上转指征,做到"无缝式"衔接转诊,才能做到对新发传染病的精准防控,真正成为居民健康的"守门人"。

(马建永　路　阳)

第二节 | 下　转

如果患者临床症状好转,病情稳定达到临床解除隔离和出院标准,应及时出院或根据病情下转至原来的社区医疗服务中心或县市级医院继续治疗。

一、下转指征

1. 新型冠状病毒肺炎病例解除隔离和出院标准,即体温恢复正常 3 天以上、呼吸道感染症状明显好转,肺部影像学显示炎症明显吸收,连续两次呼吸道病原核酸检测阴性(采样时间间隔至少1 天)。

2. 急性期治疗后病情稳定,解除隔离具有出院指征的病例。

3. 急性期治疗后病情稳定,解除隔离需要继续康复治疗的病例。

4. 急性期治疗后病情稳定,解除隔离合并需要长期治疗的慢性病病例。

二、下转流程

(一) 门诊患者

1. 发热门诊接诊患者后,结合流行病学史和临床表现综合分析,查血常规、C反应蛋白、血沉、生化指标(肝酶、心肌酶、肾功能等)、胸部X线或CT检查等。疑似病例应立即进行隔离治疗,院内专家会诊或主诊医师会诊,仍考虑疑似病例,在2小时内进行网络直报,并收住隔离病房,采集呼吸道或血液标本进行新型冠状病毒核酸检测。

2. 若患者流行病学史、临床表现和辅助检查等不支持疑似病例,考虑其他原因引起发热和呼吸道感染症状的,建议全科门诊或专科门诊进一步诊治。明确诊断,确定治疗方案,建议下转社区医疗机构继续治疗。

3. 向患方告知病情,填写门诊病历,提出治疗建议及意见。

4. 填写双向转诊下转单,联系双向转诊管理中心转诊。

(二) 住院患者

1. 患者病情好转,符合解除隔离条件和出院标准。

2. 向患方告知病情,征得患方同意,填写出院小结,进行健康教育和提出治疗建议及意见。

3. 填写双向转诊下转单,联系双向转诊管理中心转诊。

4. 医疗机构应及时向当地疾病预防控制中心上报患者出院去向。

三、下转注意事项

1. 医疗机构发热门诊、感染科门诊等每日工作结束后,以及病区隔离病房、转运工具在患者出院后,均应做好终末消毒,包括:地面、墙壁、桌、椅、床头柜、床架等物体表面,患者衣服、被褥等生活用品及相关诊疗用品,以及室内空气等。终末消毒程序按照《疫源地消毒总则》(GB 19193—2015)附录A执行。现场消毒人员在配制和使用化学消毒剂时应做好个人防护。

2. 出院前应详细告知患者及家属出院后注意事项,如饮食注意事项、定期监测体温、如何正确洗手和戴口罩、如何居家消毒和做好个人预防等。同时,交代患者来院复查时间、复查内容,教会患者知道今后如何预防病毒性肺炎发生,包括接种流行性感冒疫苗等。

3. 通过医疗机构双向转诊平台,填写双向转诊下转单,联系患者签约所在的社区卫生服务中心,告知签约全科医师本次住院治疗经过和患者后续治疗和其他疾病治疗建议。

4. 向下转诊原则

(1)患者自愿原则:根据患者文化、经济、习惯等因素,从维护患者利益出发,充分尊重患者的选择权。

(2)分级诊治原则:常见病、疾病康复首先在基层医疗卫生机构,危急重症则在综合型医院接受诊治。

(3)资源共享原则:做到共享已有的检查结果,不做不必要的重复检查,降低患者医疗负担。

(4)交接式管理原则:建立有效、严密、实用、快捷、畅通的转诊渠道,为患者提供整体性、连续性的交接式医护管理。

四、双向转诊建议流程

结合本章第一节上转指征、流程和本节下转指征、流程,制定新型冠状病毒肺炎双向转诊建议流程(图 3-2-1)。

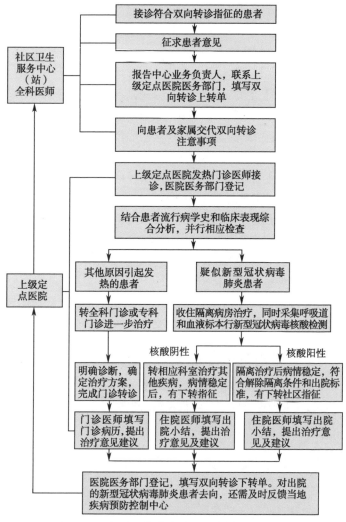

图 3-2-1 新型冠状病毒肺炎双向转诊建议流程

（周 炜）

第三节 | 社区随访

新型冠状病毒肺炎患者在痊愈出院后,在生活、工作、心理等诸多方面都会存在较大的影响。因此,如何做好患者及相关人群的社区随访对于稳定疫情防控、社会稳定都会带来积极的作用。

一、意义

新发传染病的社区随访是整个传染病防控的重要环节。由于新型冠状病毒肺炎是新发传染病,采取的控制措施都来自以往的经验以及少数病例积累,因此,社区随访将有利于提高治疗水平,有利于了解新发传染病的传染源和传播途径,有利于积累新发传染病的临床及预后资料。

社区随访也有助于增强患者对全科医师的信任度,有助于加强医患沟通交流,有助于提高患者及家属的满意度,是落实全科医师是公众健康"守门人"制度的重要方面。

二、职责

家庭医生签约团队常是实施社区随访工作的第一责任人,统筹安排团队内成员对出院患者进行随访。随访过程中应详细了解患者姓名、住院号、出院诊断、工作单位、家庭住址、职业、联系电话等项目,并告知患者全科医师的联系电话。

患者出院3天内,由全科医师主动对患者进行随访,注意患者出院的康复状况和心理状况。全科医师所在的社区卫生服务中心(乡镇卫生院)作为社区随访的总负责人,对随访工作负有指导、监督、管理的责任。

三、形式

包括入户面对面随访、诊间随访、电话随访、在居住地定点随访等随访形式。

患者出院 3 天内应进行电话随访,7 天内应进行一次入户面对面随访,之后可根据实际情况进行任一形式的随访。

四、时间安排

见表 3-3-1。

表 3-3-1　新型冠状病毒肺炎患者及各类人群分类分级随访注意事项

分类	主要情况	分级	随访要求	防护要求
一类	14 天内与确诊病例或疑似病例密切接触者	一级	1 天 2 次面对面随访测体温,询问是否有发热、乏力、咳嗽、咽痛、呼吸困难、腹泻等症状	二级防护
二类	有疫区暴露史者;经指定医院发热门诊排除的无流行病学史的其他发热者	二级	第一次面访测体温,询问是否有发热、乏力、咳嗽、咽痛、呼吸困难、腹泻等症状,随后电话随访,必要时再次面访	一级防护
三类	新型冠状病毒肺炎患者经治疗解除隔离出院者	三级	第一次全科医生进行面对面随访,了解康复情况,随后可以采取其他形式的随访	一级防护
四类	一类、二类人员已过 14 天	三级	村居干部、网格员、健康指导员随访	一级防护

注:1. 一级防护:需要佩戴医用外科口罩、帽子、工作服、手套;2. 二级防护:需要佩戴 N-95 型口罩、防护服、帽子、护目镜、鞋套、手套;3. 一类人群在定点医学观察站隔离观察,二类、三类人群居家隔离,四类人群由村居干部、网格员、健康指导员随访。

一类人群和二类人群应安排每天随访,并按照新型冠状病毒感染相关的一、二类人群随访登记表详细记录。三类人群出院之后,社区应通过上级医疗机构双向转诊过来的资料,为患者更新健康档案资料,如未建立健康档案,应为其建立健康档案。由家庭医生签约团队分别在患者出院后 3 天、7 天、1 个月、3 个月、半年、1 年各进行一次随访,并按照新型冠状病毒肺炎痊愈后返社区随访记录表,记录每次随访内容。四类人群主要由村居干部、网格员、健康指导员根据人群实际情况适时随访。

五、主要内容

1. 注意询问一、二类人群是否有发热、乏力、咳嗽、咽痛、呼吸困难、腹泻等症状。了解三类出院患者的康复情况,是否能按医嘱正确服药,指导患者继续康复训练,必要时进行呼吸康复;进行健康教育,使患者对自己的病情及有关知识有所了解,知道如何保健,自觉改变不良的卫生行为与生活方式。

2. 对患者存在的问题进行讲解,满足患者的健康咨询要求,并提醒患者根据病情及时复诊。建议患者必要时在出院后的两周内复查新型冠状病毒核酸检测及肺部 CT。

3. 对各类人群进行适度的心理干预。

4. 适时了解患者的整个传染过程以及治疗过程。

5. 征求各类人群对整个流行病学调查、医疗质量、就医环境、服务质量和医德医风等方面的意见和建议。

六、防护

随访人员面对面随访时,对于一类人群,应按照二级防护的标准进行防护即佩戴 N-95 型口罩、防护服、帽子、护目镜、鞋套、手套;对于二三四类人群,应按照一级防护的标准进行防护,即穿工作服、戴一次性帽和医用外科口罩,戴乳胶手套,注意手卫生。

(朱贤呈)

第四章
新型冠状病毒肺炎社区防控

　　新型冠状病毒肺炎社区防控体现早发现、早诊断、早隔离、早治疗,关乎疫情防控走向。本章内容分为建立健全排查体系、病例发现与报告、流行病学调查、标本采集与检测、病例诊疗及院内感染预防控制、密切接触者的追踪和管理、重点人群的追踪和管理、个人防护与消杀、医学观察人员及其生活垃圾转运管理等9个部分,既着眼于当前备受关注的焦点问题,又注重解答防控工作中具体细节,用于指导新型冠状病毒肺炎社区防控。

第一节 | 建立健全排查体系

　　全社会应高度重视新型冠状病毒肺炎疫情相关排查工作。政府主导,部门协作。各级卫生健康行政部门在本级政府领导下,牵头组建新型冠状病毒肺炎防控工作领导小组及办公室,加强对本地疫情相关排查工作的指导。各级各类医疗机构必须设立预检分诊,在入口处对所有来院人员进行测体温与排查工作,做好登记、报告、临时留置、转诊、隔离、诊治和临床管理,并对本机构的医务人员及街道社区工作人员开展培训。街道(乡镇)和社区(村)负责酒店(宾馆)、交界口岸、交通枢纽、公共场所、信息技术及社区网格化排查,实行地毯式管理,配合社区卫生服务中心医务人员加强重点人群及密切接触者的追踪随访、人员管控、信息报告、垃圾处置、维稳保障、疫点管控和消杀工作。

一、明确排查对象

排查对象包括重点人群、密切接触者、疑似病例3种人群(具体人群概念见第一章第五节)。

二、完善排查方式

(一) 社区网格化排查

按照属地化管理原则,由各县(市、区)将从疫区返回人员(经商、就学、务工、旅游等)排查任务落实到每个乡镇(街道),乡镇(街道)要采取多种途径、多种方式组织乡镇(街道)、村(社区)干部开展网格化排查,逐一登记在册,做好追踪随访。

(二) 交通枢纽管控排查

在机场、码头、火车站、客运站等重点场所设置体温测量装置,对发热人员(红外体温扫描仪 ≥ 38℃,手持体温测量仪 ≥ 37.5℃),询问其14天内的旅行史、居住史和密切接触史。对有流行病学史且有发热、呼吸道感染症状人员进行登记,用救护车送至当地发热门诊就诊,随行人员送当地医学观察站实施医学观察;有流行病学史,无发热、呼吸道感染症状者,由专用车辆妥善转移至当地医学观察站实施医学观察;有发热,无流行病学史者,做好告知,嘱其前往当地发热门诊就诊并将登记信息反馈至当地社区,做好追踪随访;无发热、无流行病学史者,即可放行。

(三) 省际交界口岸管控排查

在进入本地的主要交通干道(高速公路、国道等)出入口,设置健康状况查询点,对进入本地的所有车辆(重点是疫区车辆)进行排查,对所有人员进行健康问询和体温测量。对发热且有流行病学史的人员进行登记,用救护车送至当地发热门诊就诊,同车人员送当地医学观察站实施医学观察;有流行病学史,无发热、呼吸道感染症状者,由专用车辆妥善转移至当地医学观察站实施医学观察;有发热,无流行病学史者,做好告知,嘱其前往当地发热门诊就诊并将登记信息反馈至当地社区,做好追踪随访;无发热、无流行病学史者,即可放行。

(四) 信息技术排查

各地公安与电信运营商对途径疫区及返回人员进行定位监测,将监测到的人员名册及时提供给当地防控办,由防控办落实相关排查措施。

(五) 酒店(宾馆)排查

在酒店(宾馆)入住登记前,进行健康问询和体温测量。对有流行病学史且有发热、呼吸道感染症状人员进行登记,用救护车送至当地发热门诊就诊,随行人员送至当地医学观察站实施医学观察;有流行病学史,无发热、呼吸道感染症状者,由专用车辆妥善转移至当地医学观察站实施医学观察;有发热,无流行病学史者,做好告知,嘱其到当地发热门诊就诊,做好追踪随访;无发热、无流行病学史者,办理入住。

(六) 医疗机构排查

所有医疗机构全面开展预检分诊,对所有进入医疗机构的人员开展体温测量,询问其14天内的旅行史、居住史和密切接触史,对有流行病学史、发热、呼吸道感染症状的人员进行登记,按规定进行隔离诊治。

规范设置发热门诊和预检分诊点:

1. 所有二级及以上综合医院均必须按要求设立24小时运行

的发热门诊,鼓励其他二级及以上专科医院开设发热门诊。未设立发热门诊的其他医疗机构应设置预检分诊点。预检分诊点应设置在医疗机构入口显眼处,配有醒目的标识导引,保证所有进院人员都能第一时间得到预检。应配有体温测量工具,并确保一人一用。未设置发热门诊的医疗机构内的预检分诊点附近应备有至少1间专用临时诊室,转运诊室应设置在相对独立区域,对预检发现的符合疫区流行病学史并出现发热或咳嗽、咳痰、胸闷、气促等临床症状的可疑患者,应第一时间引导至专用诊室进一步处理。

2. 乡镇卫生院、社区卫生服务机构加强对发热患者的筛查,发现可疑患者,应立即就地暂时隔离,安排专用救护车转诊至当地定点医院,并做好信息登记,定点医院要确保转诊患者绿色通道畅通。村卫生室及个体诊所发现可疑患者,立即就地暂时隔离,做好信息报告和登记,不得私自留诊或拒诊。

3. 发热门诊应设置在相对独立区域,标识导引清晰、醒目,应具备至少2间诊室、1间留观室、1间发热患者输液室,能提供挂号、缴费、检验取样、一般影像学检查、药品发放等一体化服务。有条件的医疗机构可设置单独的化验室、药房。移动DR机必须配备铅板等必要的防护设施。发热门诊应具有独立的患者通道和医务人员通道,清洁区和污染区之间应设立缓冲区。医疗废弃物处置应有专用的污物通道。

4. 发热门诊应配备充足的医务人员,能满足24小时开放的工作需要。鼓励医疗机构视情况每班次安排1~2名相对固定的工勤人员协助开展工作。所有工作人员应按要求严格做好个人防护。发热门诊应备有充足的医用防护口罩、一次性隔离衣、连体防护服、护目镜、防护面屏等必要的防护用品。

5. 对门诊筛查发现的临床可疑患者,经病毒核酸检测阳性的,立即收住定点医院的隔离病房,按确诊病例加强管理;病毒核酸检测阴性的,单间隔离收治,24小时后复查核酸检测阴性方可解除隔离。

三、处置排查结果

(一)重点人群的卫生管理要求

重点人群采取居家医学观察的形式,由基层医疗机构医务人员、社区工作者、派出所民警三人小组上门开展首次监测,做好个人防护,测量体温,了解健康状况,填写记录,发放《居家医学观察告知书》,签署《居家隔离观察承诺书》,进行健康教育;第二天起除自测体温外,社区工作者及医务人员每天早、晚各一次进行体温监测与健康随访,充分利用微信、钉钉等线上模式,做好登记及上报;社区提供必要的生活保障;观察期间被隔离人员不得擅自外出,自末次接触后观察14天,如无特殊情况解除观察,并由当地乡镇卫生院、社区卫生服务机构出具《健康观察解除告知单》;如出现发热、干咳等症状,经社区医生判断后无法排除疑似病例的,及时上报上级卫生行政主管部门,并做好信息追踪。

(二)密切接触者的卫生管理要求

由当地政府指定统一场所,作为密切接触者集中隔离的医学观察站。该场所应满足医学观察所需的相关要求,如应有足够数量、相对独立的单间,有相关的卫生设施,能满足疾病防控的需求和密切接触者的日常生活所需。应配备医用外科口罩、手消毒剂等个人防护用品。集中隔离医学观察站应有专人负责管理。医学观察期限为自最后一次暴露或与病例发生无有效防护的接触后14天。医学观察期满时,如未出现上述相关症状,解除医学观察。

(三) 疑似病例的卫生管理要求

疑似病例应在具备有效隔离条件和防护条件的定点医院隔离治疗,疑似病例应单人单间隔离治疗,由具备负压条件的专车接送,并做好消毒隔离及自身防护。

(葛承辉)

第二节 | 病例发现与报告

一、目的

及时发现和报告新型冠状病毒肺炎病例和感染者,能有效遏制社区疫情扩散和蔓延,减少新型冠状病毒感染对公众健康造成的危害。各级各类医疗机构、疾病预防控制中心应按照国家相应规范,开展新型冠状病毒肺炎病例和感染者的发现和报告工作。

二、病例发现

(一) 医疗机构

各级各类医疗机构应提高对新型冠状病毒肺炎病例的诊断和报告意识,对于不明原因发热或咳嗽、气促等症状的病例,应注意询问发病前 14 天内有无疫区等有本地病例持续传播地区的旅行史、居住史,是否曾接触过以上地区的发热或有呼吸道感染症状的患者,有无聚集性发病或与确诊病例、新型冠状病毒感染者的接触史。

(二) 基层组织

基层相关组织将近 14 天内有疫区或其他有本地病例持续传播地区的旅行史或居住史,并且出现呼吸道感染症状、发热、畏寒、乏力、腹泻、结膜充血等症状者作为重点风险人群筛查,由专业机构采样检测。

(三) 医务人员

医疗机构的医务人员发现符合病例定义的疑似病例后,应立即对其进行隔离治疗,并采集呼吸道或血液标本进行新型冠状病毒核酸检测,同时尽快将疑似患者转运至定点医院。与新型冠状病毒肺炎患者有流行病学关联的,即便常见呼吸道病原学检测阳性,也建议及时进行新型冠状病毒病原学检测。疑似病例连续两次呼吸道病原体核酸检测阴性(采样时间至少间隔 1 天),方可排除。

三、病例报告

目前新型冠状病毒肺炎已纳入乙类传染病,并采取甲类传染病的预防、控制措施。各级医疗卫生机构和卫生行政部门应按照《中华人民共和国传染病防治法》和《突发公共卫生事件应急条例》有关要求的报告时限和程序,以最快的方式进行报告。

(一) 病例报告流程

各级各类医疗机构的医务人员发现疑似病例、临床诊断病例(仅限湖北省)、确诊病例、无症状感染者,应在 2 小时内进行网络直报。疾控机构在接到报告后应立即调查核实,于 2 小时内通过网络直报系统完成报告信息的三级确认审核。不具备网络直报条件的医疗机构应立即向当地县(区)级疾控机构报告,并于 2 小时内将填写完成的传染病报告卡寄出;县(区)级疾控机构在接到报告后,应立即进行网络直报,并做好后续信息的订正。

(二) 病例网络直报

1. 对诊断的所有病例,在网络直报病种中选择"新型冠状病毒肺炎"，并在"病例分类"中分别选择"疑似病例""临床诊断病例(仅限湖北省)""确诊病例""阳性检测"进行报告。疑似病例、临床诊断病例(仅限湖北省)和确诊病例的"临床严重程度"分类根据《新型冠状病毒感染的肺炎诊疗方案(试行第五版　修正版)》在网络直报系统的分类中选择"轻型""普通型""重型"或"危重型"进行报告。阳性检测特指无症状感染者,在"临床严重程度"中对应"无症状感染者"。

2. 上报的"疑似病例""临床诊断病例(仅限湖北省)"根据实验室检测结果,及时订正为"确诊病例"或及时排除。上报的"无症状感染者"如出现临床表现,及时订正为"确诊病例"。对所有病例,在"临床严重程度"中,根据疾病进展及时进行订正,以病例最严重的状态为其最终状态。

3. 通过对密切接触者医学观察,或者在聚集性病例判定过程中,或者通过其他途径发现的发热呼吸道感染病例,经采样检测后,如新型冠状病毒阳性,当地县(区)级疾控中心应立即按照确诊病例进行网络直报。

(三) 疫情报告要求

1. 对疫情实行日报告和零报告制度,紧急情况随时报告。各区、县(市)疾病预防控制中心应在每天规定时间内对本辖区的确诊病例、疑似病例、可疑病例及当天各疫点和隔离留验点名称、详细地址、隔离户数、隔离人数及处理情况以表格形式上报市疾病预防控制中心。

2. 市疾病预防控制中心负责收集汇总各辖区的可疑、疑似、临床确诊病例,以及将处理情况按规定时间向市卫健委书面报告,由市卫生健康委向同级政府和上级卫生行政部门报告。疫情报告处理程序的流程见图4-2-1。

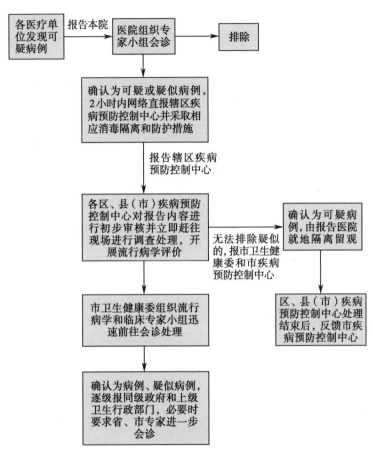

图 4-2-1 疫情报告处理程序流程图

四、突发事件的发现与报告

根据《国家突发公共卫生事件应急预案》《国家突发公共卫生事件相关信息报告管理工作规范(试行)》要求,各县(区)首例新型冠状病毒肺炎确诊病例以及符合《新型冠状病毒感染的肺炎病例监测方案(第三版)》中聚集性疫情,辖区疾病预防控制中心应通过突发公共卫生事件报告管理信息系统在2小时内进行网络直报,事件级别可先选择"未分级"。卫生健康行政部门根据事件调查及后续进展,依据风险评估结果对事件定级后,可对事件级别进行相应调整,并将事件初次、进展和结案报告及时进行网络直报。

(周 炜)

第三节 | 流行病学调查

新型冠状病毒肺炎,其传播力强,在应对挑战的实践中,以强调现场工作能力尤其是现场流行病学调查显得极其重要。现场的调查包括组织准备、核实诊断、确定暴发或流行的存在、建立病例定义、核实病例并计算病例数、描述性分析(三间分布)、建立假设并验证假设、采取控制措施、完善现场调查和书面报告10个步骤。调查期间,调查人员要做好个人防护。

一、调查目的

调查病例的发病和就诊情况、临床特征和可能的感染来源;发现和管理病例的密切接触者。

二、调查对象

新型冠状病毒肺炎疑似病例、确诊病例以及疑似聚集性病例。

三、调查内容与方法

县(区)级疾病预防控制机构接到新型冠状病毒肺炎病例报告后,应于24小时内完成流行病学调查,可通过查阅资料,询问病例本人、知情者和接诊医生等方式开展。如果病例本人的病情允许，则调查时应先调查病例本人，再对其诊治医生、家属和知情者进行调查。

调查内容分为第一部分和第二部分，包括基本情况、发病与诊疗情况、临床表现、实验室检查、流行病学史、密切接触者信息以及病例的诊断、治疗与转归等，疑似病例仅需填报第一部分，确诊病例填报第一部分和第二部分。

（一）基本情况

基本人口学信息，如姓名、性别、年龄、住址、民族、联系方式等信息。

（二）发病与诊疗情况

临床表现、实验室检查、发病及就诊经过、病情变化与转归。

（三）可能感染来源

对病例发病前 14 天内的暴露史开展调查，主要调查其发病前疫区相关旅行史或居住史，与发热的呼吸道感染症状患者的接触史，野生动物及其售卖环境等相关暴露史。务必详细询问接触时间、方式、频次、地点、接触时采取的防护措施等。调查时，若发现调查表中未列入，但具备重要流行病学意义的内容也应进行详细追问和记录。

（四）密切接触者判定

根据判定标准（见第一章第五节），将符合标准者判定为密切接触者。

四、组织与实施

按照"属地化管理"原则，由病例发病前的居住地、发病后的活动范围、就诊医疗机构所在的县（市、区）级卫生健康行政部门组织疾病预防控制机构开展新型冠状病毒肺炎病例的流行病学调查。调查单位应迅速成立现场调查组，根据制订的调查计划，明确调查目的,确定调查组人员组成和各自的职责与分工。调查期间,调查人员要做好个人防护。市级、省级、国家级疾病预防控制中心将根据疫情处理需要赶赴现场,与前期抵达的调查机构组成联合调查组,开展现场流行病学调查。调查期间,调查人员按照相关要求做好个人防护。

五、信息上报与分析

县(区)级疾病预防控制机构完成个案调查或聚集性疫情专题调查后,应于2小时内将个案调查表或专题调查报告及时通过网络报告系统进行上报,具体报告方式和网址另行通知。同时,将流行病学调查分析报告报送本级卫生健康行政部门和上级疾病预防控制机构。

流行病学调查分析报告:流行病学工作者面临的最基本和最重要的任务是描述资料,这项工作又称为描述流行病学(三间分布),其目的是阐明哪些疾病正在流行,在何时、何地、何种人群中流行。这就是流行病学中通常所说的三间分布。从这三个方面对现场调查资料进行描述,可以达到以下目的。首先,它为探索卫生事件提供了系统的方法,并确保阐明卫生事件及其基本因素;其次,这一方法用通俗易懂的基本术语提供了有关卫生事件的详细特征;最后,它可以明确卫生事件所危及的人群,并提出有关病因、传播方式及对卫生事件其他方面可供检验的假设。

六、建立并验证假设

假设是利用上述步骤所获得的信息来说明或推测暴发流行的来源,假设必须建立在研究设计之前,通常会考虑多种假设。一个假设应包括以下几项因素:①危险因素来源;②传播的方式和载体;③引起疾病的特殊暴露因素;④高危人群。

七、采取控制措施

应根据疾病的传染源和传播途径以及疾病的特征确定控制和预防措施。预防和控制的主要措施包括消除传染源、减少与暴露因素的接触、防止进一步暴露和保护易感人群,最终达到控制、终止暴发或流行的目的。需要强调的一点是,现场调查过程中调查和控制处理应同时进行。

八、完善现场调查

为了完整、准确地评价流行或暴发的流行特征,需要找出更多的病例,更好地确定流行强度或评价一个新的检验方法检出病例的技术,因此可能需要一个更详细的研究。

九、书面报告

通常调查组的最后一项任务是撰写一份书面报告,记录调查情况、结果及建议。现场调查工作的书面报告一般包括初步报告、进程报告和总结报告。

初步报告是第一次现场调查后的报告,包括进行调查所用的方法、初步流行病学调查和实验室结果、初步的病因假设以及下一步工作建议等。

随着调查的深入和疫情的进展,还需要及时向上级汇报疫情发展的趋势、疫情调查处理的进展、调查处理中存在的问题等,这需要及时书写进程报告。

在调查结束后一定时间内,及时写出本次调查的总结报告。总结报告内容包括暴发或流行的总体情况描述、引起暴发或流行的主要原因、采取的控制措施及效果评价、应汲取的经验教训和对今后工作的建议。

开展现场调查通常包括上述几个步骤,但这并不意味着在每一次现场调查中这些步骤都必须具备,而且开展现场调查的步骤也可以不完全按照上述顺序进行,这些步骤可以同时进行,也可以根据现场实际情况进行适当调整。

(汤红玫)

第四节 | 标本采集与检测

全科医师团队在开展新型冠状病毒肺炎门诊筛查和社区防控工作时,要根据当前疫情形势和研究进展,认真学习国家卫生健康委最新发布的诊疗方案、防控方案和实验室检测技术指南等内容,同时,还需熟悉和了解标本的常规采集与检测技术流程,切实有效地规范实验室管理工作。

一、标本采集

(一) 采集对象

新型冠状病毒肺炎疑似病例、疑似聚集性病例,与新型冠状病毒肺炎有流行病学关联者,其他需要进行新型冠状病毒感染诊断或鉴别诊断者,或其他需要进一步筛查检测的环境或生物材料(如溯源分析)。

(二) 采集要求

1. 从事新型冠状病毒检测标本采集的技术人员应经过生物安全培训(培训合格)和具备相应的实验技能。采样人员个人防护装备(personal protective equipment,PPE)要求:N-95 型口罩、帽子、护目镜、连体防护服、双层乳胶手套、防水靴套;如果接触患者血液、体液、分泌物或排泄物时,及时更换外层乳胶手套。如果开展如支气管镜等浸入式操作时,可加穿一次性防渗透隔离衣,必要时可佩戴呼吸头罩。

2. 住院病例的标本由所在医疗机构的医护人员采集。

3. 密切接触者标本由当地指定的疾病预防控制机构、医疗机构负责采集。

4. 根据实验室检测工作的需要,可结合病程多次采样。

(三) 采集种类

每个病例必须采集急性期呼吸道标本(包括上呼吸道标本和下呼吸道标本);重症病例优先采集下呼吸道标本(如支气管或肺泡灌洗液等);出现眼部感染症状的病例,需采集眼结膜拭子标本;出现腹泻症状的病例,需留取便标本。可根据临床表现与采样时间间隔进行采集。

标本种类:

1. 上呼吸道标本　包括咽拭子、鼻拭子、鼻咽抽取物等。

2. 下呼吸道标本　包括深咳痰液、呼吸道抽取物、支气管灌洗液、肺泡灌洗液、肺组织活检标本。

3. 血液标本　尽量采集发病后 7 天内的急性期抗凝血。采集量 5ml,以空腹血为佳,建议使用含有 EDTA 抗凝剂的真空采血管采集血液。立即轻轻将试管颠倒混匀 5~8 次,使其充分抗凝,并在试管上贴好标识。

4. 血清标本　尽量采集急性期、恢复期双份血清。第一份血清应尽早(最好在发病后 7 天内)采集,第二份血清应在发病后第3~4 周采集。采集量 5ml,建议使用无抗凝剂的真空采血管。血清标本主要用于抗体的测定,从血清抗体水平对病例的感染状况进行确认。血清标本不进行核酸检测。在采集过程中,抽血不宜过快,避免静脉穿刺处的消毒液未干时采血,以免产生大量泡沫或溶血。

5. 眼结膜标本　出现眼部感染症状的病例需采集眼结膜拭子标本。

6. 便标本 出现腹泻症状的患者需采集便标本。

(四) 采集方法

1. 咽拭子 患者用清水漱口后,头上仰视朝明亮处,用压舌板轻压舌根部暴露口咽部,用 2 根聚丙烯纤维头,手握塑料杆拭子(图 4-4-1)同时擦拭双侧咽扁桃体及咽后壁(图 4-4-2),避免接触到口腔和舌黏膜,将拭子头浸入含 3ml 病毒保存液(也可使用等渗盐溶液、组织培养液或磷酸盐缓冲液)的管中,尾部弃去,旋紧管盖。

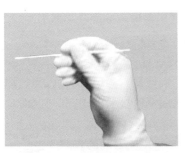

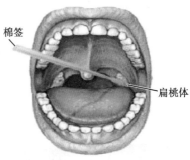

棉签

扁桃体

图 4-4-1 咽拭子采集手法　　　图 4-4-2 咽拭子采集部位

2. 鼻拭子 将 1 根聚丙烯纤维头的塑料杆拭子轻轻插入鼻道内鼻腭处(伸进一侧鼻孔约 2.5cm),停留片刻后(10~15 秒)缓慢转动退出。取另一根聚丙烯纤维头的塑料杆拭子以同样的方法采集另一侧鼻孔。上述两根拭子浸入同一含 3ml 采样液的管中,尾部弃去,旋紧管盖。标本采集见图 4-4-3。

3. 鼻咽抽取物或呼吸道抽

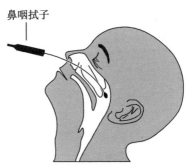

鼻咽拭子

图 4-4-3 鼻拭子标本采集

取物 用与负压泵相连的收集器从鼻咽部抽取黏液或从气管抽取呼吸道分泌物。将收集器头部插入鼻腔或气管,接通负压,旋转收集器头部并缓慢退出,收集抽取的黏液,并用 3ml 采样液冲洗收集器 1 次(亦可用小儿导尿管接在 50ml 注射器上来替代收集器)。

4. 深咳痰液 要求患者深咳后,将咳出的痰液收集于含 3ml 采样液的 50ml 螺口塑料管中。

5. 支气管灌洗液 将收集器头部从鼻孔或气管插口处插入气管(约 30cm 深处),注入 5ml 生理盐水,接通负压,旋转收集器头部并缓慢退出。收集抽取的黏液,并用采样液冲洗收集器 1 次(亦可用小儿导尿管接在 50ml 注射器上来替代收集)。

6. 肺泡灌洗液 局部麻醉后将纤维支气管镜通过口或鼻经过咽部插入右肺中叶或左肺舌段的支气管,将其顶端契入支气管分支开口,经气管活检孔缓缓加入灭菌生理盐水,每次 30~50ml,总量为 100~250ml,不应超过 300ml。

7. 血液标本 建议使用含有 EDTA 抗凝剂的真空采血管采集血液标本 5ml,室温下静置 30 分钟,1 500~2 000rpm 离心 10 分钟,分别收集血浆和血液中细胞于无菌螺口塑料管中。

8. 血清标本 用真空负压采血管采集血液标本 5ml,室温下静置 30 分钟,1 500~2 000rpm 离心 10 分钟,收集血清于无菌螺口塑料管中。

9. 粪便标本 如患者发病早期出现腹泻症状,则留取粪便标本 3~5ml。

10. 眼结膜拭子标本 眼结膜表面用拭子轻轻擦拭后,将拭子头放入采样管中,尾部弃去,旋紧管盖。

11. 其他材料 依据设计需求规范采集。

(五)标本包装

标本采集后在生物安全二级实验室生物安全柜内分装。

1. 所有标本应放在大小适合的带螺旋盖内有垫圈、耐冷冻的样本采集管里，拧紧。容器外注明样本编号、种类、姓名及采样日期。

2. 将密闭后的标本放入大小合适的塑料袋内密封，每袋装一份标本。样本包装要求要符合《危险品航空安全运输技术细则》相应的标准。

3. 涉及外部标本运输的，应根据标本类型，按照 A 类或 B 类感染性物质进行三层包装。

(六) 标本保存

用于病毒分离和核酸检测的标本应尽快进行检测，能在 24 小时内检测的标本可置于 4℃ 保存；24 小时内无法检测的标本则应置于 -70℃ 或以下保存（如无 -70℃ 保存条件，则于 -20℃ 冰箱暂存）。血清可在 4℃ 存放 3 天，-20℃ 以下可长期保存。应设立专库或专柜单独保存标本。标本运送期间应避免反复冻融。

(七) 标本送检

标本采集后应用符合运输标准的采样箱尽快送往实验室，如果需要长途运输标本，建议采用干冰等制冷方式进行保藏。

1. 上送标本　各省（自治区、直辖市）首例检测结果阳性、疑似聚集性病例及聚集性病例的标本，上送中国疾病预防控制中心病毒病预防控制所进行检测复核并附样本送检单。

2. 标本运输

(1) 国内运输：新型冠状病毒毒株或其他潜在感染性生物材料的运输包装分类属于 A 类，对应的联合国编号为 UN2814，包装符合国际民航组织文件 Doc9284《危险品航空安全运输技术细则》的 PI602 分类包装要求；环境样本属于 B 类，对应的联合国编号为 UN3373，包装符合国际民航组织文件 Doc9284《危险品航空安全运输技术细则》的 PI650 分类包装要求；通过其他交通工具运输的可参照以上标准包装。

新型冠状病毒毒株或其他潜在感染性材料运输应按照《可感染人类的高致病性病原微生物菌(毒)种或样本运输管理规定》(原卫生部令第 45 号)办理《准运证书》。

(2)国际运输:新型冠状病毒毒株或样本在国际间运输的,应规范包装,按照《出入境特殊物品卫生检疫管理规定》办理相关手续,并满足相关国家和国际相关要求。

(3)毒株和样本管理:新型冠状病毒毒株及其样本应由专人管理,准确记录毒株和样本的来源、种类、数量,编号登记,采取有效措施确保毒株和样本的安全,严防发生无用、恶意使用、被盗、被抢、丢失、泄露等事件。

二、标本检测

(一) 常规检测

1. 外周血检查　发病早期血常规中白细胞总数正常或减低,淋巴细胞计数减少,严重者外周血淋巴细胞进行性减少。

一般要求用抗凝的静脉血,尽可能不用皮肤穿刺采集末梢毛细血管血进行全血细胞分析检测。因为末梢血采集时易受组织液的稀释,细胞成分和细胞与血浆的比例同静脉血有差别。末梢毛细血管采血量较少,特别对一些全自动分析的仪器,不易采到足够量,更不能在有疑问时重复检查。

2. 生化检查　发病早期部分患者出现肝酶、肌酶和肌红蛋白增高。多数患者 C 反应蛋白(C reactive protein,CRP)和红细胞沉降率(血沉)升高,降钙素原正常。严重者 D- 二聚体升高。标本严重溶血对上述指标的检测结果均有不同程度的影响。

3. 动脉血气分析　新型冠状病毒肺炎患者根据临床分型分为轻型、普通型、重型、危重型。其中,重型患者可能出现静息状态下指氧饱和度 $\leqslant$ 93% 或动脉血氧分压(PaO_2)/ 吸氧浓度(FiO_2)

≤ 300mmHg(1mmHg=0.133kPa);而危重型患者可能出现呼吸衰竭,且需要机械通气。

(二) 核酸检测

人冠状病毒的常规检测方法主要有 RT-PCR、实时荧光 RT-PCR、巢式 PCR、多重 PCR、pan-PCR 等。RT-PCR 作为一种经典的检测方法,从建立到现在都是一种重要的核酸检测方法,可以快速、特异地定性确认病原体,操作简单,但敏感性相对较低。目前新型冠状病毒感染的常规检测方法是通过实时荧光 RT-PCR 鉴定的。任何新型冠状病毒的检测都必须在具备适当条件的实验室由经过相关技术安全培训的人员进行操作。新型冠状病毒实验室检测技术指南中的核酸检测方法主要针对新型冠状病毒基因组中开放阅读框 1a/b(open reading frame 1ab,ORF1ab) 和核衣壳蛋白(nucleocapsid protein,N)。

在实验室要确认一个病例为阳性,应满足以下条件:同一份标本中新型冠状病毒 2 个靶标(ORF1ab、N)特异性实时荧光 RT-PCR 检测结果均为阳性。

阴性结果也不能排除新型冠状病毒感染,需要排除可能产生假阴性的因素,包括样本质量差,比如口咽等部位的呼吸道样本;样本收集过早或过晚;没有正确的保存、运输和处理样本;技术本身存在的原因,如病毒变异、PCR 抑制等。

1. 核酸检测　适用于实时荧光 RT-PCR 方法(分子生物学方面的高科技检测技术)检测新型冠状病毒核酸,同时要规范工作程序,检测人员负责按照本检测细则对被检样本进行检测;复核人员负责对检测操作是否规范以及检测结果是否准确进行复核;部门负责人负责对科室综合管理和检测报告的审核。

新型冠状病毒核酸测定详见第二章第二节新型冠状病毒肺炎实验室检查。

2. 样本接收　核对被检样本人员的姓名、性别、年龄、编号及检测项目等；待检样本的状态如有异常，需注明；待检样本应存放于 -70℃冰箱保存。

三、生物安全

根据目前掌握的新型冠状病毒的生物学性状、传播特性、致病性、临床资料等信息，考虑到新型冠状病毒感染聚集性发病且有重症病例，并有死亡病例的特点，实验活动暂按照病原微生物危害程度分类中第二类病原微生物进行管理，具体要求如下：

1. 病毒培养操作　病毒培养是指病毒的分离、培养、滴定、中和试验、活病毒及其蛋白纯化、病毒冻干以及产生活病毒的重组实验等操作。上述操作应当在生物安全三级实验室的生物安全柜内进行。使用病毒培养物提取核酸，裂解剂或灭活剂的加入必须在与病毒培养等同级别的实验室和防护条件下进行，裂解剂或灭活剂加入后可比照未经培养的感染性材料的防护等级进行操作。实验室开展相关活动前，应当报经国家卫生健康委批准，取得开展相应活动的资质。

2. 动物感染实验　动物感染实验指以活病毒感染动物、感染动物取样、感染性样本处理和检测、感染动物特殊检查、感染动物排泄物处理等实验操作，应当在生物安全三级实验室的生物安全柜内操作。实验室开展相关活动前，应当报经国家卫生健康委批准，取得开展相应活动的资质。

3. 未经培养的感染性材料的操作　未经培养的感染性材料的操作是指未经培养的感染性材料在采用可靠的方法灭活前进行的病毒抗原检测、血清学检测、核酸提取、生化分析，以及临床样本的灭活等操作，应当在生物安全二级实验室进行，同时采用生物安全三级实验室的个人防护。

4. 灭活性材料操作　感染性材料或活病毒在采用可靠的方

法灭活后进行的核酸检测、抗原检测、血清学检测、生化分析等操作应当在生物安全二级实验室进行。分子克隆等不含致病性活病毒的其他操作可以在生物安全一级实验室进行。

四、医疗废物管理

1. 开展新型冠状病毒相关实验活动的实验室应当制定废弃物处置程序文件及污物、污水处理操作程序。

2. 所有的危险性废弃物必须依照统一规格化的容器和标示方式,完整并且合规地标示废弃物内容。

3. 应当由经过适当培训的人员使用适当的个人防护装备和设备处理危险废弃物。

4. 废弃物的处理是控制实验室生物安全的关键环节,切实安全地处理感染性废弃物,必须充分掌握生物安全废弃物的分类,并严格执行相应的处理程序。

(1)废液的处理

1)普通污水:产生于洗手池等设备,对此类污水应当单独收集,排入实验室水处理系统,经处理达标后方可排放。

2)感染性废液:即在实验操作过程中产生的废水,采用化学消毒或物理消毒方式处理,并对消毒效果进行验证,确保彻底灭活。

3)工作人员应当及时处理废弃物,不得将废弃物带出实验区。

(2)固体废物的处理

1)固体废物分类收集,固体废物的收集容器应当具有不易破裂、防渗漏、耐湿、耐热、可密封等特性。实验室内的感染性垃圾不允许堆积存放,应当及时使用压力蒸汽灭菌处理。废物处置之前,应当存放在实验室内指定的安全地方。

2)小型固体废物如组织标本、耗材、个人防护装备等均需经过压力蒸汽灭菌处理,再沿废弃物通道移出实验室。

3)体积较大的固体废物如 HEPA 过滤器应当由专业人士进行原位消毒后,装入安全容器内进行消毒灭菌。不能进行压力蒸汽灭菌的物品(如电子设备)可以采用环氧乙烷熏蒸消毒处理。

4)经消毒灭菌处理后移出实验室的固体废物,集中交由固体废物处理单位处置。

5)实验过程如使用锐器(包括针头、小刀、金属和玻璃等)要直接弃置于锐器盒内,经高压灭菌后,再做统一处理。

5. 建立废弃物处理记录,定期对实验室排风 HEPA 过滤器进行检漏和更换,定期对处理后的污水进行监测,采用生物指示剂监测压力蒸汽灭菌效果。

五、操作失误或意外的处理

1. 新型冠状病毒毒株或其他潜在感染性材料污染生物安全柜的操作台造成局限污染　使用有效氯含量为 0.55% 消毒液,消毒液需要现用现配,24 小时内使用。此后内容中有效氯含量参照此浓度。

2. 含病毒培养器皿碎裂或倾覆造成实验室污染　保持实验室空间密闭,避免污染物扩散,使用 0.55% 有效氯消毒液的毛巾覆盖污染区。必要时(大量溢洒时)可用过氧乙酸加热熏蒸实验室,剂量为 $2g/m^3$,熏蒸过夜;或 20g/L 过氧乙酸消毒液用气溶胶喷雾器喷雾,用量 $8ml/m^3$,作用 1~2 小时;必要时或用高锰酸钾 - 甲醛熏蒸:高锰酸钾 $8g/m^3$,放入耐热耐腐蚀容器(陶罐或玻璃容器),后加入甲醛(40%)$10ml/m^3$,熏蒸 4 小时以上。熏蒸时室内湿度为 60%~80%。

3. 清理污染物严格遵循活病毒生物安全操作要求,采用压力蒸汽灭菌处理,并进行实验室换气等,防止次生危害。

(金 挺)

第五节 | 病例诊疗与院内感染预防控制

为降低新型冠状病毒医院感染风险、保障医务人员和就诊患者的健康、防止医院内交叉感染的发生,社区医疗机构需要完善医院感染管理制度,规范医务人员行为,做好新型冠状病毒医院感染预防与控制工作。

一、病例诊疗

新型冠状病毒肺炎的疑似或确诊病例需在定点医疗机构内进行隔离诊疗,社区医疗机构不承担新型冠状病毒肺炎病例的诊疗工作,但需要做好预检分诊工作,鉴别可疑患者并将其转诊到定点医疗机构。

二、院内感染预防控制

社区医疗机构应当重视和加强对新型冠状病毒的隔离、消毒工作,加强对医务人员和就诊患者的防护;按照《医疗机构消毒技术规范》做好医疗器械、污染物品、物体表面、地面等的清洁与消毒;按照《医院空气净化管理规范》要求进行空气消毒。实施居家隔离进行医学观察期间产生的生活垃圾,按照感染性医疗垃圾进行管理,应根据《医疗废物处理条例》和《医疗卫生机构医疗废物管理办法》的有关规定进行处置。

(一) 健全工作制度

社区医疗机构要严格落实《关于进一步加强医疗机构感染预防与控制工作的通知》(国卫办医函〔2019〕480号)文件精神,根据新型冠状病毒的流行病学和病原学特点,针对传染源、传播途径和易感人群这三个环节,制定医院感染病例监测报告制度、突发医院感染暴发事件处理应急预案等院内感染防控工作制度和应急预案。要设立医院感染科,由专职或兼职医院感染管理人员负责医疗机构的医院感染管理和监测工作。

(二) 开展全员培训

社区医疗机构应当依据岗位职责确定针对不同人员的培训内容,加强对医务人员的培训,提高社区医务人员对新型冠状病毒医院感染预防与控制的意识和工作水平,使其熟练掌握新型冠状病毒感染的防控知识、方法与技能,做到早发现、早报告、早隔离。

(三) 加强感染监测

社区医疗机构应当加强医院感染监测工作,做好早期预警预报,发现医疗机构内有散发或暴发新型冠状病毒感染的疫情时,应当按照有关要求,在 2 小时内及时、规范报告,并做好相应处置工作。

(四) 加强预检分诊

社区医疗机构一般不设发热门诊,为快速筛查出疑似患者,防止交叉感染,防范新型冠状病毒肺炎的传播,需加强预检分诊工作,严格执行首诊负责制,应将本医疗机构不设发热门诊的告示张贴在医疗机构门口醒目位置,告示中应当有附近设立发热门诊医疗机构的指引介绍。

1. 预检分诊点设置 社区医疗机构不能用原导医台代替预检分诊点,需将预检分诊点前移到医疗机构的第一道门,设立在醒目位置,标识清楚,相对独立,通风良好,流程合理,并做好相应的空气物体表面消毒。

2. 分诊点工作流程 预检分诊应由专人专岗负责,社区医疗机构应根据每日前来就诊患者的数量合理安排预检分诊工作人员,确保每一个就诊患者进入医疗机构前进行预检,并做好预检登记(图 4-5-1)。

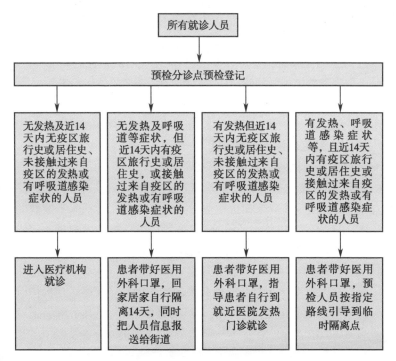

图4-5-1　预检分诊点工作流程示意图

3. 分诊点物资配备　医用外科口罩、隔离衣、护目镜、乳胶手套、工作帽、耳温枪、快速手消毒液、发热患者预检分诊登记表等，有条件的单位可配备红外人体表面温度快速筛查仪。

4. 预检分诊点工作人员个人防护　穿工作服、隔离衣，戴工作帽、医用外科口罩、乳胶手套(特殊情况下可佩戴防护镜)。

(五) 医务人员防护与监测

社区医疗机构内所有工作人员均应按标准预防原则进行预防，要强化飞沫传播、接触传播和空气传播的感染防控，根据疫情防控工作强度合理调配医务人员人力资源,避免过度疲劳,针对岗位特点和风险评估结果,要求医务人员开展包括体温和呼吸系统症状等项目的主动健康监测并每日申报,一旦发现监测指标的异常,需及时采取隔离等措施,保障医务人员健康地为患者提供医疗服务。

正确选择和佩戴口罩、手卫生是感染防控的关键措施,戴手套不能代替手卫生工作。

(六) 社区就诊患者的管理

社区全科医师应积极利用互联网医疗技术,加大对签约居民的管理,推行慢性病长处方服务,有条件的地区可推行云药房药品直接配送到家,减少患者在新型冠状病毒肺炎流行期间来医院的频次。推行分时段预约门诊,减少患者在医疗机构内的排队等候时间,以减少医院感染的风险。发现疑似新型冠状病毒肺炎患者时,依法采取临时隔离,并按照规定对患者的陪同人员和其他密切接触人员采取医学观察及其他必要的预防措施。社区医疗机构应当积极开展就诊患者及其陪同人员的健康教育,使其了解新型冠状病毒的防护知识,指导其正确洗手、咳嗽礼仪、医学观察和居家隔离防护等。

(七) 临时隔离患者的管理

预检分诊发现有需要临时隔离的患者,应给患者佩戴医用外科口罩,由分诊人员按指定路线引导患者到医疗机构内临时隔离点,做好基本信息登记,按流程报告,建议有专人在隔离点看护,使用专用的医疗转运车将患者转送至定点医疗机构进行诊治。患者转出后,用 2 000mg/L 的含氯消毒液对临时隔离点进行物体表面及地面的消毒,作用 30 分钟后打开门窗通风,做好终末消毒记录。为减少交叉感染的发生,临时隔离点应尽可能避免设置在医疗机构主楼内部,如在医疗机构主楼内部,应与其他医疗场所有隔离屏障,留出单独通道,不能与其他人员共用出入通道。

(八) 院内清洁与消毒

1. 常见污染对象的消毒方法

(1)室内空气:加强医疗机构内部的通风,工作场所每日开窗通风 2~3 次,有条件的医疗机构可用紫外线灯或循环风空气消毒机进行空气消毒,也可配备循环风空气消毒设备,室内空气的终末消毒可参照《医院空气净化管理规范》(WS/T 368—2012),在无人条件下可选择过氧乙酸、二氧化氯、过氧化氢等消毒剂,采用超低容量喷雾法进行消毒。

(2)污染物(患者血液、分泌物、呕吐物和排泄物):少量污染物可用一次性吸水材料(如纱布、抹布等)蘸取 5 000~10 000mg/L 的含氯消毒液(或能达到高水平消毒的消毒湿巾/干巾)小心移除。大量污染物应使用含吸水成分的消毒粉或漂白粉完全覆盖,或用一次性吸水材料完全覆盖后用足量的 5 000~10 000mg/L 的含氯消毒液浇在吸水材料上,作用 30 分钟以上(或能达到高水平消毒的消毒干巾),小心清除干净。清除过程中避免接触污染物,清理的污染物按医疗废物集中处置。患者的排泄物、分泌物、呕吐物等应有专门容器收集,用含 20 000mg/L 含氯消毒剂,按粪、药比例 1:2 浸泡消毒 2 小时。清除污染物后,应对污染的环境物体表面进行消毒。盛放污染物的容器可用含有效氯 5 000mg/L 的消毒剂溶液浸泡消毒 30 分钟,然后清洗干净。

(3)地面、墙壁:有肉眼可见污染物时,应先完全清除污染物再消毒。无肉眼可见污染物时,可用 1 000mg/L 的含氯消毒液或 500mg/L 的二氧化氯消毒剂擦拭或喷洒消毒。地面消毒先由外向内喷洒一次,喷药量为 100~300ml/m²,待室内消毒完毕后,再由内向外重复喷洒一次。消毒作用时间应不少于 30 分钟。

(4)物体表面:诊疗设施设备表面以及床围栏、床头柜、家具、门把手、电梯按键、家居用品等有肉眼可见污染物时,应先完全清除污染物再消毒。无肉眼可见污染物时,用 1 000mg/L 的含氯消毒液或 500mg/L 的二氧化氯消毒剂进行喷洒、擦拭或浸泡消毒,作用 30 分钟后用清水擦拭干净。拖把、抹布分区使用,用后及时消毒,晾干备用。血压计、听诊器等医疗用品保持清洁,血压计袖带可用 75% 乙醇浸泡消毒。听诊器用 75% 乙醇或消毒湿巾纸擦拭消毒。体温表用流动水清洗后用 500~1 000mg/L 的含氯消毒液浸泡消毒 30 分钟,冷开水冲去消毒液后,用无菌纱布擦干备用。

(5)皮肤、黏膜:皮肤被污染物污染时,应立即清除污染物,再用一次性吸水材料蘸取 0.5% 碘伏或过氧化氢消毒剂擦拭消毒 3 分钟以上,使用清水清洗干净;黏膜应用大量生理盐水冲洗或 0.05% 碘伏冲洗消毒。

2. 消毒效果评价 必要时,应及时对物体表面、空气和手等消毒效果进行评价,由具备检验检测资质的实验室相关人员进行。

(1)物体表面:按 GB15982—2012《医院消毒卫生标准》进行消毒前后物体表面的采样,消毒后采样液为相应中和剂。

消毒效果评价一般以自然菌为指标,必要时,也可根据实际情况用指示菌评价消毒效果,该指示菌抵抗力应等于或大于现有病原体的抵抗力。以自然菌为指标时,消毒后消毒对象上自然菌的杀灭率 ≥ 90%,可判为消毒合格;以指示菌为指标时,消毒后指示菌杀灭率 ≥ 99.9%,可判为消毒合格。

(2)室内空气:按 GB15982—2012《医院消毒卫生标准》进行消毒前后空气采样,消毒后采样平板中含相应中和剂。消毒后空气中自然菌的消亡率 ≥ 90%,可判为消毒合格。

(3)工作人员的手:按 GB15982—2012《医院消毒卫生标准》进行消毒前后手的采样,消毒后采样液为相应中和剂。消毒前后手上自然菌的杀灭率 ≥ 90%,可判为消毒合格。

(4)医院污水消毒效果:按 GB18466—2005《医疗机构水污染物排放标准》相关规定进行评价。

(九) 医疗废弃物管理

详见本章第九节。

(周其刚)

第六节 | 密切接触者的追踪与管理

密切接触者的追踪和管理是切断传播途径的重要一环,对整个传染病的防控起着举足轻重的作用。

一、密切接触者的追踪

1. 各地区卫生健康部门应在当地政府的领导下,建立联防联控机制,与有关部门密切配合,采取一切必要措施追查病例的所有密切接触者,对查找到的密切接触者就地进行医学观察。

2. 所在地疾病预防控制机构负责对密切接触者进行登记和调查。

3. 所在地乡镇街道卫生院(社区卫生服务中心)在疾病预防控制中心的指导下进行病例密切接触者的排查与追踪。

4. 建立跨区域、跨部门的密切接触者信息通报、共享和责任机制。

5. 充分运用社区的各种力量来加快排查进程,缩短密切接触者在社区的排毒窗口,尽量减少疾病的扩散。

6. 对排查出的密切接触者要尽快用专用车辆转送至定点医学观察站观察。

二、医学观察站设置及启用要求

(一) 选点要求

医学观察站应远离居民区、人口聚集区、商业区、学校,相对独立;观察站内住宿房间必须为独立空调系统、卫生设施,房间数量满足单独隔离;符合人身安全防范要求。

(二) 分区要求

有条件的医学观察站应设医学检查室、工作人员办公及生活区、后勤保障区等,各区域有明显标识。

(三) 物资要求

医学观察站配备足量的消毒药物、器械、个人防护用品;满足需求的体温计、诊疗器械等;车辆、电脑、网络等办公设备。

(四) 人员配备

医学观察站工作人员包括站长 1 名、临床医生和护士各 1 名、安全保卫人员 2 名、保洁消毒人员和后勤保障人员若干名。站长由政府部门人员担任。

观察站实行站长负责制。保洁消毒人员和后勤保障人员由政府部门负责安排;安全保卫人员由所在地派出所负责安排。

医学观察站应在达到要求后,通过所在地疾病预防控制中心勘验后方可启用。

三、医学观察站主要工作流程及内容

(一) 登记、发放告知书并签字

密切接触者由专用车送至医学观察站后,应当告知其医学观察的缘由、期限、法律依据、注意事项和疾病相关知识,负责医学观察的联系人和联系方式。

(二) 每日医学观察并统计汇总

护士至少每天早、晚 2 次体温测量(需间隔 12 小时以上),询问健康状况,尤其是呼吸道感染症状,填写医学观察登记表,每日16∶00 之前上报今日统计数据。进行必要的健康教育、心理疏导和相互沟通。

(三) 解除医学观察

医学观察期限为最后一次与病例发生无有效防护的接触或可疑暴露后14天。医学观察期满,如无出现发热、呼吸道感染症状,申请解除医学观察,由临床医生和站长双签字确认。

(四) 出现异常呼吸道感染症状后的转诊

医学观察期间若被观察人员出现不适症状,如发热、咳嗽、气促、乏力等,由站内医务人员从专业角度鉴别后提出转隔离治疗要求,经站长确认后,向所在区新型冠状病毒肺炎疫情防控指挥部业务指导组报告,并按规定由指定救护车转送至定点医院就医,同时按二级防护标准做好个人防护工作(图4-6-1)。

四、医学观察站人员职责

(一) 站长职责

全面负责站内管理事务,落实各项规章制度和管理措施;被观察人员出现症状后,站长应根据站内医务工作人员的意见,进一步确认观察者是否转院隔离,达成一致意见后,在《新型冠状病毒肺炎病例密切接触者医学观察登记表》空白处签字确认。

(二) 临床医生职责

负责新到站医学观察对象既往病史及目前健康状况的询问并记录;发放《新型冠状病毒肺炎患者密切接触者医学观察告知书》;负责医学观察对象的症状观察,对医学观察对象其他疾病提供诊治服务;出现相关症状时,及时提出是否转院隔离治疗的意见;负责到期医学观察对象流行病学指征的判别,并与站内其他医务人员从专业角度加以评估并签发《新型冠状病毒肺炎病例密切接触者医学观察对象解除医学观察证明》等。

(三) 护理人员职责

每天早、晚各一次实施医学观察对象的体温测量和有关症状及体征的询问,并做好记录;加强与观察对象的沟通和交流,了解观察对象的有关要求,及时发现和报告观察对象有关情况;开展对医学观察对象的健康教育和必要的心理疏导。

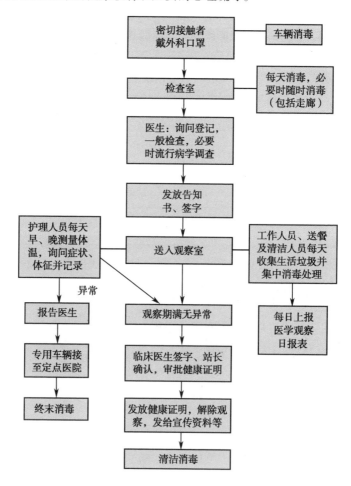

图 4-6-1　密切接触者管理流程图

(四) 保洁消毒人员职责

按照《新型冠状病毒感染的肺炎病例密切接触者集中医学观察站消毒制度》和有关消毒规范开展清洁消毒，并做好记录。医学观察对象出现症状转院后的终末消毒应该在专业人员的指导下进行；规范做好医疗废物和生活垃圾的清理、收集、贮存、转运、交接和处理，并做好记录。

(五) 后勤保障人员职责

协助站长落实后勤保障和服务工作，包括场所、设施、物资及生活保障；做好餐饮和食品供给，保障食品的安全卫生和营养要求；安排好安全保卫工作，开展经常性的安保检查，确保安全和医学观察对象隔离措施的落实；驾驶人员要保持出车状态，按规范运送医学观察对象。

五、医学观察站环境清洁消毒

1. 应做好预防性消毒，保持隔离场所开窗通风、基本卫生，做好观察场所日常消毒及医疗、生活废弃物处理等。

2. 密切接触者观察期满，解除隔离观察后，应有经过培训的相关人员对相关环境和相应设施进行必要的清洁。

3. 对医学观察期间出现发病并被诊断为疑似或确诊者，该密切接触者所在单间和接触的相关环境和物体进行彻底终末消毒。

4. 医学观察站撤销后要进行一次彻底的终末消毒。

(朱贤呈)

第七节 | 重点人群的追踪与管理

重点人群是指14天内来自或途经疫区抵达本地区(市)的人

员,包括近距离接触过来自疫区的发热伴有呼吸道感染症状患者,近距离接触过新型冠状病毒肺炎疑似或确诊患者。重点人群是新型冠状病毒肺炎社区防控的重要管理对象,对重点人群的有效筛查追踪以及管理对阻断潜在的病毒传播源至关重要。在疫情的防控工作中,必须强化属地责任、强化社区管控、强化社会动员,做实社区力量,层层压实责任,切实做好社区筛查、登记和管理工作,引导到过重点地区者主动申报、有发热症状者主动就医,是打赢新型冠状病毒肺炎防控阻击战的关键。本文重点描述无发热等症状的重点人员的追踪管理。

一、追踪方式

(一) 上级部门大数据采集

为加强本地区(市)新型冠状病毒肺炎疫情防控工作,切实做好抵达本地区(市)重点人群的隔离观察工作,本地区(市)各公路、铁路、机场等交通道口应对到达人员开展卫生检疫,设置健康观察点,对抵达本地区(市)人员进行体温检测,发放《告知书》并要求填报《健康状况信息登记表》。

1. 交通枢纽排查　机场、火车站、码头等交通枢纽入口启动对所有抵达旅客进行测体温。对于体温异常且符合相关排查规定的旅客,联系 120 救护车就近送往指定医疗机构就诊。

2. 公路道口排查　启动公路通道省界公安检查站新型冠状病毒肺炎防疫查控,按照"逢车必检"的工作要求做好抵达本地区(市)的所有司乘人员防疫查控工作。

(二) 社区属地化排查

通过居委会发动每栋楼内的居民志愿者、党员、楼组长等,在每栋楼梯口醒目处张贴《告知书》,多渠道收集抵达本地区(市)人员信息,居委会社工再进一步核查重点人群信息。

(三) 其他方式

抵达本地区(市)人员主动联系申报个人信息;社区医疗机构人员社区诊疗及摸排中发现;社区居民主动发现;二级、三级医疗机构就诊信息反馈等。

二、管理

重点人群管理的主要方式有区域集中隔离观察、居家观察等。在当地有居住条件的重点人群可以选择居家观察,外来人群或不具备居住条件的(如宾馆入住)选择本区域内集中隔离观察。

(一) 集中隔离观察

1. 场所及设施要求

(1)选址:选择的隔离观察场所要远离人群密集区,远离水源取水点,相对独立,与周围建筑有一定的隔离区域,并在周围建筑常年风向的下风向。场所应有便于隔离观察人员接收、疏散和转运的通道。隔离观察场所的房间数量足够,满足隔离观察人员每人一间单独隔离及医务、工作人员的需要。每层楼至少有两个通道。厨房、办公等辅助场所与隔离观察人员隔离观察场所相分离。隔离观察房间有独立的卫生设施和与外界联系的电话及宽带网络。

(2)功能划分:隔离观察场所划分为清洁区、半污染区和污染区,三区之间要有物理阻隔。污染区为隔离观察人员所在的房间,半污染区为与隔离观察房间相连的走廊,清洁区为除污染区、半污染区以外,与半污染区有物理阻隔的其他场所。观察场所设置清洁和污染两个通道,两个通道不得交叉。根据不同批次密切接触者的解除日期划分楼层或区域,各楼层或区域间不得相互交叉。隔离观察人员应在房间隔离观察,到半污染区时隔离观察人员必须戴上口罩,但不得走出半污染区。

(3)排泄物、污水和废物处置:隔离观察场所要有隔离观察人员的排泄物处理的化粪池。污水直接接入市政污水处理系统或有收集池,便于进行消毒处理,但不得直接排入河流等河道系统。

隔离观察人员的生活垃圾要有临时存放点,临时存放点要在偏僻、人员不易接触的地方。临时存放点设有垃圾箱(桶),垃圾箱(桶)必须有盖。

2. 集中观察的医务人员配备

(1)区疾病预防控制中心:隔离观察场所配备所在区疾病预防控制中心(以下简称"疾控中心")人员1~2名,要求具有急性传染病防治、消毒与感染控制等专业背景和知识,并具备2年及以上的工作经验。主要工作职责是收集、汇总、分析和上报医学观察有关信息,指导社区卫生服务中心和医疗机构的医护人员做好疾病防控、消毒和个人防护等工作。

(2)社区卫生服务中心:隔离观察场所按接受隔离观察人员的规模配备若干社区卫生服务中心的医护人员,要求具有急性传染病防治、消毒与感染控制等专业背景和知识,并具备2年及以上的工作经验。医护人员与隔离观察者比例可按照1:50配备(至少1名),主要工作职责是测量隔离观察对象的体温、询问症状和收集其他健康相关信息。

(3)医疗机构:每个隔离观察场所按隔离观察对象的人数配备若干医疗机构的临床医生,医生与隔离观察者比例可按照1:100配备(至少1名),主要工作职责是对隔离观察场所的所有人员(包括隔离观察对象和各类相关工作人员),尤其是隔离观察对象中出现有关症状者的医疗诊治,以及协助区疾病预防控制中心的工作人员开展相关工作,如流行病学调查、消毒等。

(4)省(市)疾病预防控制中心:负责对所有的隔离观察场所有关疾病防控、消毒和个人防护等工作的培训和指导,并进行督查。

3. 集中观察的每日流程和要求

(1)测量体温和询问症状:隔离观察期间,负责医学观察的专业人员每日上、下午各一次对隔离观察对象测试体温,同时了解有无发热、咳嗽、流涕、咽痛等症状,并按照《××省(市)_____区重点人员集中隔离观察记录表》做好记录。

(2)信息收集、汇总和上报:隔离观察场所区疾控中心人员负责每日上、下午分别收集隔离观察对象信息并进行汇总,分两个时间段向所在区疾控中心报告,区疾控中心每日再分两个时间段按照《××市_____区重点人员集中隔离观察每日统计汇总表》汇总报省(市)疾控中心。

(3)异常情况的处置:隔离观察期间,如隔离观察对象出现发热、咳嗽、气促等症状时,首先由隔离观察场所的医疗机构专业人员核实观察对象的临床表现,进行鉴别诊断。如不能排除新型冠状病毒肺炎诊断者,应立即向隔离观察场所所在地的区疾控中心报告。区疾控中心接到报告后,应立即派人赴现场进行核实。如情况属实,应立即报告省(市)疾控中心,同时开展流行病学调查和标本采集,并联系120救护车将隔离观察对象送至本区指定医疗机构的发热门诊就诊。

4. 集中观察的注意事项(消毒与个人防护)

(1)消毒:在接收隔离观察人员之前,隔离观察场所要准备足够的消毒剂和相应的消毒器械。消毒剂包括免洗手消毒剂、含氯(溴)消毒剂、过氧化氢或二氧化氯、1%过氧化氢湿巾或75%乙醇棉球等,消毒器械包括储压式手动或蓄电池常量喷雾器、电动或蓄电池超低容量喷雾器等。对服务人员进行消毒操作培训。

1)隔离观察人员接收消毒:隔离观察人员进入隔离观察房间后,驻隔离观察场所的工作人员对送隔离观察人员的车辆、通道及隔离观察人员可能接触的各类物体表面、门把手等进行一次终末消毒,可用 1% 过氧化氢或 500mg/L 含氯(溴)消毒液进行喷雾或擦拭消毒。

2)隔离观察期间日常消毒:隔离观察人员隔离观察期间,服务人员每日在进行清洁的同时,开展日常消毒工作,并做好清洁消毒记录。清洁区和半污染区、污染区的清洁消毒人员分开。

消毒的顺序是先半污染区,再污染区;先房间的客房,再卫生间。①空气消毒:主要加强开窗通风。隔离观察期间禁止使用集中式中央空调。使用独立空调的,在隔离观察人员进入前应先清洗所有的空调滤网,隔离观察结束、人员撤出后应对空调滤网进行消毒。可用 1% 过氧化氢或 500mg/L 含氯(溴)消毒液进行喷雾或浸泡消毒。②环境物体表面消毒:对桌面、台面等物体表面可用 1% 过氧化氢或 500mg/L 含氯(溴)消毒液每日擦拭消毒一次,房间、卫生间台面和厕所使用不同的擦布及消毒桶。禁止对地毯进行吸尘清洁,非地毯地面可用 1% 过氧化氢或 500mg/L 含氯(溴)消毒液每日拖拭消毒一次。每三个房间应更换消毒药液一次。③餐具消毒:隔离观察人员的餐具均使用一次性餐具,用完餐后的餐具及剩余的饭菜收集在防渗漏的医用废物垃圾袋中。④纺织品:隔离观察期间隔离观察人员的床单、被套、毛巾等用品原则上不再更换,如确需要更换的,更换的床单等纺织品应收集在医用废物垃圾袋中,扎紧后按传染病要求送专门的场所进行消毒清洗。⑤体温计消毒:每位隔离观察人员体温计应专用,每次测量体温后用 75% 乙醇进行擦拭消毒后由隔离观察人员保管。⑥排泄物、分泌物消毒:教育和培训隔离观察人员在每次大小便前,在马桶内投入适当的消毒剂(消毒剂的量根据抽水马桶储水量的大小,最终浓度达到 3 000~5 000mg/L)溶解,如厕后使排泄物和消毒液充分接触 1 小时后冲掉。⑦污水:隔离观察期间产生的污水,如不能进入市政污水排放系统,对收集池内的污水每 10L 加入 10 000mg/L 有效氯含氯消毒溶液 10ml 或加漂白粉 4g。混匀后作用 1.5~2 小时,余氯为 4~6mg/L 时即可。⑧垃圾等废弃物:隔离观察人员所有产生的生活垃圾均需收集在感染性的医用废物垃圾袋内,每袋转载量不超过袋容量的 3/4,扎紧袋口后送临时存放点暂存,按医疗废弃物处置流程由专用车辆送指定的场所处置。

3)出现症状人员转运后的消毒:当隔离观察人员出现发热、咳嗽、气促等症状转运区级定点医院后,应立即对隔离观察人员的房间进行彻底的终末消毒,消毒内容包括空气、物体表面、地面、厕所、空调等。对隔离观察人员运送的通道进行消毒。消毒方法按照《国家卫生健康委办公厅关于印发新型冠状病毒感染的肺炎防控方案(第三版)的通知》中的交通运输和转运工具消毒规定执行。

4)隔离观察结束后的终末消毒:所有的隔离观察人员解除隔离观察后,应对隔离观察点进行一次终末消毒。可采用喷雾或擦拭消毒。具体方法和浓度参照日常消毒。

(2)个人防护:个人防护用品包括工作帽、医用外科口罩、医用防护口罩、隔离衣、医用防护服、护目镜、乳胶或橡胶手套、一次性鞋套等。在隔离观察人员进入前应储备足够的数量。在接收隔离观察人员前对进驻的工作人员和服务人员进行个人防护的培训。

1)个人防护用品的选择:①与隔离观察人员近距离接触或高危险性操作时个人防护:在测量体温、诊疗、房间的清洁消毒或收集餐后餐具及剩余饭菜等活动中,工作或服务人员应事先穿戴工作帽、医用防护口罩、医用防护服、乳胶手套、一次性鞋套。②与隔离观察人员远距离接触或在半污染区操作时个人防护:在送饭、询问隔离观察人员需求等活动中,工作或服务人员应事先穿戴工作帽、医用外科口罩、隔离衣、乳胶或橡胶手套、一次性鞋套。③接触发热、咳嗽、气促等症状的隔离观察人员时个人防护:当隔离观察人员出现发热、咳嗽等症状后,在进行测量体温、诊疗、房间的清洁消毒和转运时,在个人防护中第 1 条个人防护的基础上增加护目镜。在进行诊疗或采样时,应加戴头罩或将护目镜换成全面具或更高级别防护。④探视人员:隔离观察期间,一般情况不允许人员探望,特殊情况下需探望的,在隔离观察房间以外探望的,可按个人防护中第 2 条进行防护,当确需进入隔离观察人员房间的,将医用外科口罩更改为医用防护口罩。

2) 个人防护用品的使用:在靠近半污染区的清洁区设有台面或橱柜,存放个人防护用品和免洗手消毒剂,还应设有垃圾箱(桶),内放医疗废物垃圾袋,必要时还要放置消毒盆或桶,用于护目镜的消毒。

个人防护用品的穿戴需在清洁区进行。脱卸在靠近清洁区的半污染区进行,脱卸的个人防护用品应放入医疗废物垃圾袋内,扎紧作为医疗废物处置。

3) 手卫生:工作或服务人员应教育隔离观察人员勤洗手。工作或服务人员在每次操作活动前后应进行洗手和手消毒,在饮食前进行洗手,以防止自身的感染。

(二) 居家观察

1. 居家观察点条件配置

(1) 房间设置:家中如果有多套房屋,最好单独居住。如果只有一套房屋,则单独房间居住,并有独立卫生设施。如果条件不允许,应和家人至少保持 1 米的距离(例如可以分床睡)。

房间应该通风良好。活动区域应该和其他家庭成员尽可能不产生重叠,可能产生重叠的区域需要做好通风、消毒。

房间不应使用空调,尤其不能使用和其他房间共通的中央空调,如需取暖则应使用取暖器。室内应当使用木质、金属的家具,避免使用布艺、皮质等不易消毒的家具。

(2) 物品准备:居家隔离医学观察的房间内应当准备水银温度计、医用外科口罩、消毒纸巾、快速手消毒剂、84 消毒液等,需要准备有盖的垃圾桶。

2. 居家观察的每日流程和要求

(1)首次上门访视

1)医务人员防护要求:在上门居家观察前,观察人员应接受个人防护及入户调查注意事项的培训。

2)访视流程:由社区全科医师、公共卫生人员 1~2 人一组,先电话联系,了解居家隔离重点人群情况,预定好上门访视时间。访视时,说明居家访视要求,核对信息,签署告知书,了解访视对象的基本情况,如体温、有无咳嗽等症状并记录,发放体温计等物品,访视后做好相关记录。首次上门访视的流程见图 4-7-1。

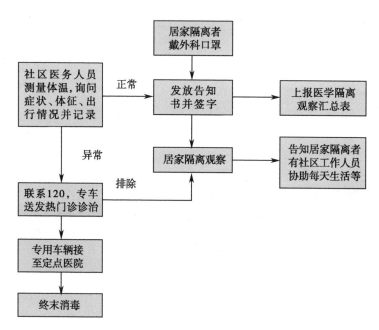

图 4-7-1　首次上门访视流程图

3)医学隔离人员信息核对:由社区全科医师、公共卫生人员1~2人一组,先电话联系重点人群排查名单,确认医学隔离观察人员的地址和人员信息,再到各居民区上门核查相关信息,针对搭乘公共交通工具抵达本市人员,要求提供直接证据,比如纸质机票(航班日期、航班号、座位号)、火车票(火车时刻、火车车次、上下车站、座位号)、大巴车票(始发车站、座位号、汽车时刻);如果电子化订票,也可以通过查验手机订票信息了解到达情况。

针对自驾车抵达的居家隔离人员,可以要求提供过路相关收费信息,如果没有收费信息,可以查看手机号服务提供商发送的各类含地址信息的短信,也可以是沿途经过城市的相关消费信息佐证;如果实在无法提供以上信息,也可以由两位以上其他可靠社区居民(楼组长、居委会干部等)证明确实在若干天前看到过该对象。

4)现场测量操作:测量居家医学隔离观察人员体温,询问有无新型冠状病毒感染相关症状,有无新型冠状病毒流行病学史。如体温正常,无新型冠状病毒感染相关症状,给予发放《告知书》和要求居家隔离人员签署《居家隔离观察承诺书》,提供体温测量、消杀等健康知识教育,并告知医学隔离的相关责任和义务。告知社区居委会联系电话,社区志愿者提供协助买菜等生活便利服务;告知社区卫生服务中心联系电话、微信等联系方式,以便及时把新型冠状病毒的防控措施、科学知识、真实信息及时传递给隔离人员。如体温异常升高或有其他呼吸道病毒疾病相关症状,则协助沟通联系120专用救护车提供定点医院就诊的转诊服务。

(2)每日监测

1)医务人员防护要求:工作帽、医用外科口罩、医用防护口罩、隔离衣、医用防护服、护目镜、乳胶或橡胶手套、一次性鞋套等。

2)访视流程:由社区全科医师、公共卫生人员1~2人一组,先电话联系,了解居家隔离重点人群情况,较首访相对简洁。隔离观察期间,负责医学观察的社区医务人员每日上、下午各一次对隔离观察对象测试体温,同时了解有无发热、咳嗽、流涕、咽痛等症状,并做好记录。每日家庭访视流程见图 4-7-2。

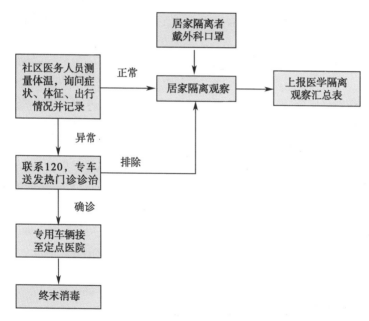

图 4-7-2　每日家庭访视流程图

(3)信息收集、汇总和上报:上门访视人员将所有隔离观察对象的个人健康信息进行记录后,再移交给社区公共卫生人员进行信息收集汇总,分两个时间段向所在区疾控中心报告,区疾控中心每日再分两个时间段按照"××市 ××区隔离观察重点人员每日统计汇总表"汇总报省(市)疾控中心。如体温异常升高,或有其他呼吸道病毒疾病相关症状,则协助联系 120 专用救护车提供定点医院就诊的转诊服务。

3. 居家隔离观察对象的注意事项

(1) 自觉隔离观察 14 天,避免外出活动。除有必要,请勿和他人密切接触;隔离观察对象应尽可能减少与共同居住人员的接触,原则上不得外出。如果必须外出,经医学观察管理人员批准后方可,并要佩戴医用外科口罩或医用防护口罩(N-95 型),避免去人群密集场所。

(2) 每日至少测量体温 2 次,密切接触者应密切观察自身是否出现急性呼吸道感染症状或其他相关症状(如发热、乏力等);密切接触者如果出现症状,请联系居家隔离医学观察管理人员。

(3) 注意咳嗽礼仪和手卫生:使用纸巾遮掩口鼻,接触呼吸道分泌物立即用流水与洗手液洗手并采取手消毒措施。看护的人员与密切接触者共处一室的时候应该戴好口罩,口罩需要紧贴面部,且佩戴过程中禁止触碰、调整(解释戴什么、怎么戴)。口罩因分泌物变湿、变脏时,必须立刻更换。摘下及丢弃口罩之后,进行双手清洁。

(4) 通风、清洁和消毒:保持家居通风,每天尽量开门窗通风,不能自然通风的用排气扇等机械通风。不使用中央空调系统。设置套有塑料袋并加盖的专用垃圾桶。用过的纸巾、口罩等放置到专用垃圾桶,每天清理,清理前含有效氯 500~1 000mg/L 的含氯消毒液喷洒或浇洒垃圾至完全湿润,然后扎紧塑料袋口。台面、门把手、电话机、开关、热水壶、洗手盆、坐便器等日常可能接触使用的物品表面,用含有效氯 250~500mg/L 的含氯消毒剂擦拭,后用清水洗净,每天至少一次。每天用 250~500mg/L 的含氯消毒剂进行湿式拖地。日常用品如毛巾、衣物、被罩等,用 250~500mg/L 的含氯消毒剂浸泡 1 小时,或采用煮沸 15 分钟消毒。

三、解除隔离

根据隔离观察通知单上的隔离观察时限,观察期满 14 天,在解除隔离观察到达期限前 1 小时,测量体温,询问健康状况。对体温正常、无流感样症状者,解除医学观察。出具健康观察解除告知单。

(杜兆辉)

第八节 | 个人防护与消杀

作为基层医疗机构的全科医师,积极参与社区摸排、筛查、隔离观察等工作,在抗击疫情的阻击战中,如何做好自身防护以及对相关场所进行消毒杀菌工作显得尤为重要。

一、个人防护

社区全科医生在从事对特定对象筛查、居家隔离观察、集中隔离观察、预检分诊、发热门诊坐诊以及特定场所进行消杀等工作时,需要做好自己的个人防护。

(一) 个人防护的措施

1. 洗手 接触血液、体液、排泄物、分泌物后可能污染时,脱手套后,要按七步洗手法洗手或使用快速手消毒剂洗手(图 4-8-1)。

2. 戴手套 当接触患者血液、体液、排泄物、分泌物及破损的皮肤和黏膜时应戴手套。手套既可以防止医务人员把自身手上的菌群转移给患者的可能性,同时又能防止患者身上的病原体转移到医务人员身上。在接触两个患者之间一定要更换手套,戴手套不能代替洗手。

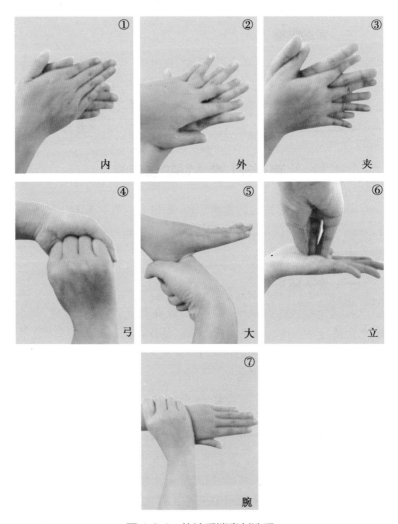

① 内
② 外
③ 夹
④ 弓
⑤ 大
⑥ 立
⑦ 腕

图 4-8-1　快速手消毒剂洗手
每个步骤不少于 5 遍，洗手全过程要认真揉搓双手 20 秒以上，
在 1 分钟内完成

3. 戴面罩、护目镜和口罩　戴口罩及护目镜可以减少患者的体液、血液、分泌物等液体的传染性物质飞溅到医护人员的眼睛、口腔及鼻腔黏膜。

4. 穿隔离衣　为防止被有传染性的血液、分泌物、渗出物、飞溅的水和大量的传染性材料污染,需穿隔离衣。脱去隔离衣后应立即洗手,以避免污染其他患者和环境。

(二) 医务人员防护的原则

医疗机构应当根据医务人员在工作时接触疑似传染病患者或临床确诊传染病患者以及可能污染的场所导致感染的危险性程度采取分级防护,防护措施应当适宜。

医疗机构内所有区域应当采取标准预防,标准预防的核心内容包括:①所有的患者均被视为具有潜在感染性患者,即认为患者的血液、体液、分泌物、排泄物均具有传染性,必须进行隔离,不论是否有明显的血液或是否接触非完整的皮肤与黏膜,接触上述物质者,必须采取防护措施。②要防止呼吸道传播性疾病的传播,又要防止经接触性传播性疾病的传播。③强调双向防护,既要预防疾病从患者传至医务人员,又要防止疾病从医务人员传给患者。

(三) 医务人员的分级防护

1. 一级防护　适用于医疗机构普通医务人员、预检分诊、筛查、为居家观察人员检测体温以及为一般公共场所消杀等工作的医务人员。

(1)严格遵守标准预防的原则。

(2)严格遵守消毒、隔离的各项规章制度。

(3)工作时应穿工作服、隔离衣,戴工作帽和防护口罩,必要时戴乳胶手套。

(4)严格执行洗手与手消毒制度。

(5)下班时进行个人卫生处置,并注意对呼吸道与黏膜的防护。

2. 二级防护 适用于进入发热门诊、集中隔离观察区、隔离留观室的医务人员。

(1)严格遵守标准预防的原则。

(2)根据传染病的传播途径,采取飞沫隔离、接触隔离与空气隔离。

(3)严格遵守消毒、隔离的各项规章制度。

(4)进入隔离留观室和专门病区的医务人员必须戴防护口罩,穿工作服、防护服或隔离衣、鞋套,戴手套、工作帽。严格按照清洁区、半污染区和污染区的划分,正确穿戴和脱摘防护用品,并注意呼吸道、口腔、鼻腔黏膜和眼睛的卫生与保护。

3. 三级防护 适用于进入隔离病房为患者进行治疗或进行流行病学史调查的医务人员。

(1)除二级防护外,还应当加戴面罩。

(2)隔离留观室和隔离病区必须配置耐穿刺、防渗漏的容器盛装各类锐器,预防医务人员发生锐器伤。

(3)医院应当合理安排医务人员的工作,避免过度劳累,并及时对其健康情况进行监测,注意监测医务人员的体温和呼吸系统的症状。

(四)防护用品的标准及使用

医务人员使用的防护用品应当符合国家医用级标准。

1. 防护服 应当符合《医用一次性防护服技术要求》GB19082—2003,可为联体式或者分体式结构,穿脱方便,结合部严密。袖口、脚踝口应当为弹性收口,具有良好的防水性、抗静电性、过滤效率和无皮肤刺激性。

2. 防护口罩 应当符合《医用防护口罩技术要求》GB19083—2003,口罩可分为长方形和密合型,应当配有鼻夹,具有良好的表面抗湿性,对皮肤无刺激,气流阻力在空气流量为 85L/min 的情况

下,吸气阻力不得超过 35mmH$_2$O,滤料的颗粒过滤效率应当不小于95%。也可以选用符合 N95 或者 FFP2 标准的防护口罩(图 4-8-2)。

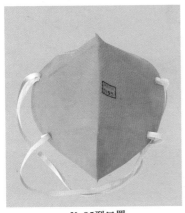 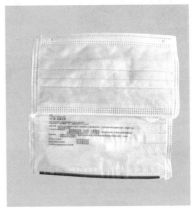

N-95型口罩　　　　　　　　医用外科口罩

图 4-8-2　常用防护口罩

3. 防护眼镜或面罩　使用弹性佩戴法,视野宽阔、透亮度好,有较好的防溅性能。

4. 隔离衣　材料易于清洗和消毒,长袖、拉链或者纽扣位于背部。

5. 手套　医用一次性乳胶手套。

6. 鞋套　防水、防污染鞋套。

(五) 个人防护穿脱顺序

1. 穿防护用品顺序　手卫生—戴医用防护口罩—戴一次性圆帽—穿隔离衣/防护服—戴护目镜/面屏—穿鞋套—戴手套(图 4-8-3)。

2. 脱防护用品顺序　摘护目镜/防护面罩—解防护服—摘手套—手卫生—脱掉防护服—脱鞋套或胶鞋—手卫生—摘帽子—摘

口罩—手卫生(图 4-8-4)。

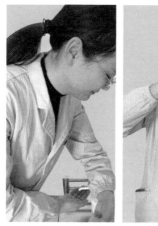
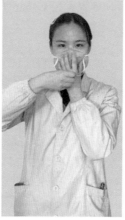
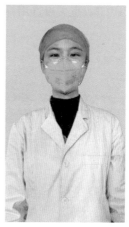

①洗手　　　　　　　②戴口罩　　　　　　　③戴帽子

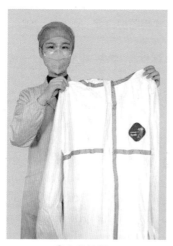
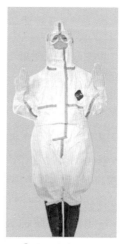

④穿防护服　　　　　　⑤戴护目镜、手套

图 4-8-3　穿防护用品顺序

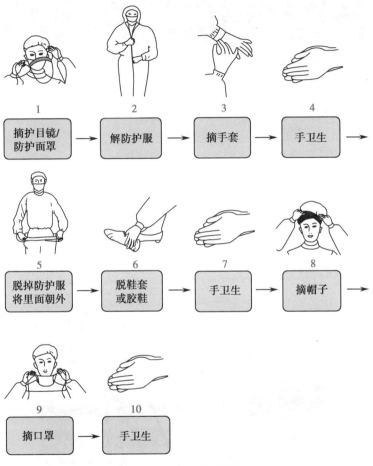

图 4-8-4 脱防护用品顺序

注意:

在防护用品缺乏的情况下,可考虑用以下物品进行替代:手术帽可用一次性浴帽替代;护目镜可用头盔、防晒面罩、自制面罩(如胶片、文件夹等)替代;医用手套可用家用橡胶手套替代;防护服可用一次性雨衣、手术服替代。重复使用的请做好及时消毒。

二、消杀

消杀是指医务人员使用具有杀灭细菌和/或抑制病毒的化学制剂或物理方法对各类场所或物品进行消毒的行为。医务人员开展消毒工作时的个人防护的要求一般采用两种形式:一是对于预防性场所消毒采用一级防护,选择一次性外科口罩、工作服、一次性橡胶(或丁腈)手套;二是对终末消毒时工作人员采取二级防护,要求着一次性连体医用防护服、医用防护(N-95 型)口罩、防护眼镜或面屏、一次性脚套、一次性工作帽、一次性橡胶(或丁腈)手套。在实际工作中,要掌握各类场所和对象的消毒方法和要求(图 4-8-5)。

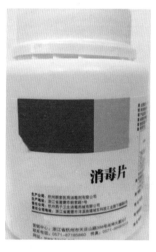

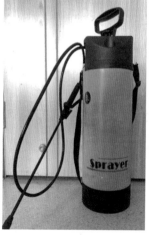

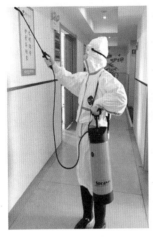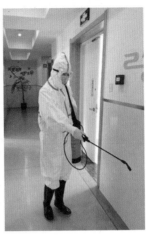

图 4-8-5 消杀示范

（一）集中隔离点的消毒，要严格对隔离的场所和物品进行消毒

1. 对居住环境每天湿式清扫，对卫生间、桌椅、水龙头、门把手、台面等物体表面进行消毒时，可选用清洗、擦拭、喷雾的方法。一般选择含氯消毒剂，浓度为 250~500mg/L，如地面或墙面有明显污染物，浓度为 1 000mg/L，作用时间应不少于 30 分钟后用清水擦拭；也可使用复合季铵盐类消毒剂，浓度为 2 000~5 000mg/L 及 70% 以上的乙醇消毒剂；或同等效果的消毒湿巾擦拭消毒。

2. 对复用食饮具煮沸 15 分钟以上，或消毒碗柜消毒。

3. 去除居室内地毯及不必要的棉织物。

4. 排泄物、分泌物消毒，倡导留观人员在每次大小便前，在马桶内投入适当的消毒剂（消毒剂的量根据抽水马桶储水量的大小，最终浓度达到 3 000mg/L）溶解，如厕后使排泄物和消毒液充分接触后半小时以上冲掉。

5. 日常的织物（如毛巾、衣物、被罩等）使用 500mg/L 的含氯消毒剂浸泡 1 小时,或采用煮沸 15 分钟消毒。

6. 转运密切接触者的车辆,可用有效氯为 500mg/L 的含氯消毒剂溶液喷洒至表面湿润,作用 60 分钟后用清水冲洗和擦洗。

7. 留观房间内产生的废弃物品,如口罩、个人卫生相关物品等经过含氯消毒剂 1 000mg/L 喷洒消毒后,扎紧垃圾袋口,按医疗废弃物处置流程由专用车辆送指定的场所处置,工作人员一次性防护用品按照医疗废弃物处理。

8. 每周一次对分体式空调回风网进行 1 000mg/L 含氯消毒液浸泡,作用 30 分钟后清水泡干净,晾干后使用。如使用集中空调送风系统,按照《公共场所集中空调通风系统清洗消毒规范》进行消毒。

(二) 疫点的消毒

1. 消毒的范围与对象 一旦发现新型冠状病毒肺炎患者,应对患者居住的场所、患者排泄物和分泌物、患者接触过的物品及可能污染的其他物品立即进行消毒,当患者痊愈或离开疫点后进行一次终末消毒,做好对环境物体表面和空气的消毒。针对消毒对象和消毒现场的不同,选择合适的消毒方法,对疫源地进行化学消毒时应选用含氯类、过氧化物类等高效消毒剂或复合双链季铵盐类消毒剂,按照作用浓度和作用时间进行消毒,以确保消毒效果。

2. 消毒内容

(1)室内空气

1)疫情暴发时,空调系统应停止使用,并加强室内外空气流通,降低室内病原体浓度。无法通风的空间受到污染后,应重点进行空气消毒。消毒方法如下:房屋经密闭后,每立方米用 15% 过氧乙酸溶液 7ml($1g/m^3$),放置瓷或玻璃器皿中加热蒸发,熏蒸 1 小时,即可开门窗通风;或 3%~5% 过氧化氢溶液($20ml/m^3$)气溶胶喷雾消毒,作用 60 分钟后开窗通风;也可使过氧化氢借助器械雾化或汽化进行空间消毒,使用按照厂家说明书执行。

2)可使用紫外线灯(1.5W/m^3)照射 60 分钟消毒。

(2)地面、墙壁

1)消毒时,按照先上后下、先左后右的方法,依次进行喷雾消毒,使用有效氯含量为 2 000mg/L 的含氯消毒液或复合双链季铵盐类消毒剂(按厂家说明书使用)。

2)喷洒消毒喷湿即可,擦拭消毒时,用抹布或拖布蘸取上述消毒液后进行擦拭。

3)消毒作用时间应不少于 30 分钟。

(3)桌椅、门把手、水龙头、玩具等物体表面

1)门把手、桌椅、楼梯扶手、水龙头、饮水机把手等高频接触物体表面是消毒的重点区域,应定期进行清洁消毒。

2)消毒时,使用有效氯浓度为 2 000mg/L 消毒液或复合双链季铵盐类消毒剂(按厂家说明书使用),进行喷洒、擦拭或浸泡消毒。

3)作用 30 分钟,然后用清水擦拭干净。

(4)患者的血液、排泄物、分泌物等污染物

1)污染物应用专门容器收集。

2)用有效氯含量为 20 000mg/L 含氯消毒剂(配制方法举例:某含氯消毒液,有效氯含量为 5%,配制时取 1 份消毒液,加入 2.5 份水),按污染物、药比例 1∶2 混匀后,浸泡消毒 2 小时。

(5)毛巾等织物

1)毛巾等织物用 250mg/L 的含氯消毒剂溶液(例如某含氯消毒液,有效氯含量为 5%,配制时取 1 份消毒液,加入 199 份水),浸泡消毒作用 15 分钟,然后清洗。

2)也可用流通蒸汽或煮沸消毒 15 分钟。

(6)水杯等食品用具

1)清除食物残渣。

2)煮沸或流通蒸汽消毒 15 分钟。

(7) 手采用肥皂或洗手液使用流动水,按照七步洗手法进行手卫生,可以使用含乙醇的免洗手消毒剂进行手消毒。

(三) 公共场所的消毒

1. 消毒的范围与对象　在新型冠状病毒流行期间,文化娱乐场所(电影院、KTV、室内游乐场等)、车站候车室(包括地铁运行站点)、超市、购物中心、书店、宾馆、饭店等公共场所室内所有物体表面开展预防性消毒。不推荐场所内部环境空气采用化学方法进行预防性消毒。

2. 消毒方法的选择　针对消毒对象和消毒现场的不同,选择合适的化学消毒剂,建议选用含氯类等高效消毒剂或复合双链季铵盐类消毒剂。物体表面在清洁的前提下,以喷洒和擦拭为主,空调回风口过滤网采用消毒剂浸泡和清洗为主,按照作用浓度和作用时间进行消毒,以确保消毒效果,使用含氯消毒剂作用到规定时间后必须通风且用清水清洗干净。

3. 消毒内容　公共场所未受到污染时一般采用预防性消毒,若受到污染时将按照疫点的要求进行消毒,这里按照预防性消毒进行叙述。

(1)车站候车室、地铁站点:禁止使用中央空调。首选自然通风,尽可能勤开门窗通风换气,无开窗条件的环境,开启空调新风系统强排以增加换气次数。每天停止营业后,有条件的集中开窗(门)通风不少于1个小时,无开窗条件则开启空调强排措施,时间不少于15分钟。集中空调送风系统回风口每天停止运行后将过滤网拆卸,用有效氯2 000mg/L消毒剂浸泡消毒一次,时间不少于30分钟,然后用清水冲洗并晾干后重新使用。或选择复合季铵盐消毒液,按使用说明书操作,晾干后重新使用。

对旅客经常接触的地方(座椅把手、售票窗口、自助购取票机、电梯扶手、洗手池的水龙头、公共饮水机的开关龙头等)进行预防性消毒,可以用250~500mg/L有效氯消毒剂或1 000~2 000mg/L复合季铵盐消毒液进行擦拭消毒,作用30分钟以上,消毒过后用清水擦拭。每天至少在营业前消毒一次,根据客流量调整消毒次数。

(2)超市、购物中心、书店:禁止使用中央空调。首选自然通风,尽可能勤开门窗通风换气,无开窗条件的环境,开启空调新风系统强排以增加换气次数。每天停止营业后,有条件的集中开窗(门)通风不少于1小时,无开窗条件则开启空调强排措施,时间不少于15分钟。集中空调送风系统回风口每天停止营业后将过滤网拆卸,用2 000mg/L浸泡消毒一次,时间不少于30分钟,然后用清水冲洗并晾干后重新使用;或选择复合季铵盐消毒液,按使用说明书操作,晾干后重新使用。

对顾客经常性接触的物件(推车、购物篮、电梯扶手、电梯按钮、公共座椅把手等)进行预防性消毒,可以用250~500mg/L有效氯消毒剂或1 000~2 000mg/L复合季铵盐消毒液进行擦拭消毒,作用30分钟以上,消毒过后用清水擦拭。每天至少在营业前消毒一次,根据客流量调整消毒次数。

(3)宾馆、饭店:禁止使用中央空调。首选自然通风,尽可能勤开门窗通风换气,无开窗条件的环境,开启空调新风系统强排以增加换气次数。

床上卧具和毛巾可煮沸消毒或送清洗消毒公司进行消毒。可用250~500mg/L有效氯消毒剂或1 000~2 000mg/L复合季铵盐消毒液浸泡物品30分钟。含氯消毒剂现配现用,消毒后及时取出,用清水漂洗干净。

餐饮具可用煮沸或蒸汽消毒,也可用烤箱或红外线消毒柜进行消毒,也可使用有效氯浓度为250~500mg/L或1 000~2 000mg/L复合季铵盐消毒液的消毒液,浸泡30分钟后用清水清洗。

洗脸池、浴缸、坐垫可使用250~500mg/L有效氯消毒剂或

1 000~2 000mg/L复合季铵盐消毒液擦拭,30分钟后用清水擦拭。

拖鞋(非一次性的)可用250~500mg/L有效氯消毒剂或1 000~2 000mg/L复合季铵盐消毒液浸泡20分钟左右后用清水冲洗。

(四)公共交通工具的消毒

1. 消毒范围与对象 在新型冠状病毒流行期间,正常运行的公交车、长短途客车、地铁车厢的地板、车厢内壁、座椅、把手、空调回风口等场所表面开展预防性消毒;不推荐公共交通工具内部环境空气采用化学方法进行预防性消毒。

2. 消毒方法的选择 针对消毒对象和消毒现场的不同,选择合适的化学消毒剂,建议选用含氯类等高效消毒剂或复合双链季铵盐类消毒剂。物体表面在清洁的前提下,以喷洒和擦拭为主,空调回风口过滤网采用消毒剂浸泡和清洗为主,按照作用浓度和作用时间进行消毒,以确保消毒效果,使用含氯消毒剂作用到规定时间后必须通风且用清水清洗干净。

3. 消毒内容 公共交通工具未受到污染时一般采用预防性消毒,若受到污染时将按照疫点的要求进行消毒,这里按照预防性消毒进行叙述。

(1)环境空气:暂不建议公共交通内部环境空气采取预防性化学消毒措施,可以适当考虑增加空调新风功率,以提高密闭环境换气次数,有条件的可采用开窗低速运行的模式。每天停止运行后,在气象条件允许的状况下集中开窗(门)通风不少于1小时,有雨状况下可采用空调强排措施,时间不少于15分钟。

(2)物体表面:应保持交通工具内环境整洁,地面无废弃物。车门、车身内壁、司机方向盘、乘客扶手、座位、拉手等部位要清洁。每天最后一班车结束后应对上述表面用含有效氯250~500mg/L或1 000~2 000mg/L复合季铵盐消毒液喷洒或擦拭。车子的座椅套应保持清洁,每周用有效氯250~500mg/L或1 000~2 000mg/L复

合季铵盐消毒液浸泡 30 分钟后用清水冲净、晾干后使用。

（3）空调回风口：每天停止运行后将过滤网拆卸，使用 2 000mg/L 的含氯消毒液浸泡，时间不少于 30 分钟，然后用清水冲洗并晾干后重新使用。或选择复合季铵盐消毒液，按使用说明书操作，晾干后重新使用。

（杨 峰）

第九节 | 医学观察人员及其生活垃圾转运管理

本节旨在指导社区全科医师在新型冠状病毒肺炎医学观察期中发现阳性患者如何规范转运，以及在医学观察期间产生的生活垃圾如何规范处理等问题，内容上更加注重实操性和细节问题，让全科医师既保护了自己，也是对患者的负责。

一、确诊病例或疑似病例转运管理

（一）转运消毒原则

在新型冠状病毒肺炎流行期间，转运确诊病例或者疑似病例均应做到专车专用，做好预防性消毒准备工作，防止疾病在转运之前的扩散。转运过程中，对确诊病例或者疑似病例的呕吐物、病例接触过的物品以及可能被病例污染的其他物品均应进行随时消毒。另外，当转运任务结束后，应对转运工具进行一次彻底的终末消毒工作，以备下次使用。

（二）转运消毒准备工作

1. 转运车辆设施配备　心脏除颤仪 1 台；皮肤血氧饱和度监测仪 1 个；电动输液泵 1 台；电动吸痰器 1 台；医用氧气瓶（或氧气袋）2 个；移动式臭氧消毒器（或电动喷雾器）1 台；气管插管包 1 个；气管切开包 1 个；血压计及听诊器各 1 个；一次性连体医用防护服、

医用防护（N-95 型）口罩、防护眼镜或面屏、一次性手套（乳胶或丁腈）、一次性脚套、一次性使用工作帽、长乳胶手套若干。

2. 转运车辆人员准备　一名医师、一名护士、一名担架员和一名驾驶员。对所有转运确诊病例或者疑似病例的救护车进行终末消毒时需要进行二级防护，防护要求一次性连体医用防护服、医用防护（N-95 型）口罩、防护眼镜或面屏、一次性手套（乳胶或丁腈）、一次性脚套、一次性使用工作帽、长乳胶手套。每次接触病例后立即洗手和消毒，手消毒采用 0.3%~0.5% 碘伏消毒液或快速消毒剂揉搓 1~3 分钟。

（三）转运消毒步骤

1. 按照新型冠状病毒肺炎确诊病例或疑似病例的诊断标准，对医学观察期间符合诊断的病例，经专家组认定，联系同意后，方可转入定点医院隔离收治。

2. 启用 120 转用专车（负压救护车）转运确诊病例或者疑似病例，在转运过程中，对于病例的呕吐物、病例接触过的物品以及可能被病例污染的物品进行随时消毒，可以将这些呕吐物、排泄物排入存有 2 000mg/L 含氯消毒剂中，60 分钟后才可以倒入排污系统。

3. 转运病例结束后，对救护车要进行从内到外的全方面消毒工作。①车内空气消毒：3%~5% 过氧化氢溶液（20ml/m³）气溶胶喷雾消毒，作用 60 分钟后开窗通风；有条件的可配制过氧化氢气化/雾化消毒机进行空间消毒；也可使用紫外线灯消毒辐照 60 分钟，确保每立方米达到 1.5W 以上（如每支灯管额定 40W，则可以辐照 26.67m³）。②车内物品表面消毒：使用 1 000mg/L 的含氯消毒剂湿抹布、拖布或等同效果的消毒湿巾擦洗担架、扶手、救护车地面等。救护车上各种医疗设备可以使用 75% 乙醇或等同效果的消毒湿巾擦拭消毒。作用 30 分钟后可以考虑开窗通风，并用清水再次擦洗物品表面，以防消毒药水腐蚀物品表面。③救护车外部：用清水冲洗干净，用干布擦干即可，驾驶室如无污染，可用 75% 乙醇或等同效果的湿巾擦拭消毒即可,如怀疑有污染时,可参看以上物品表面消毒方法。

4. 转运结束,工作人员必须严格按顺序脱卸防护装备(具体顺序可以参照本章第八节要求),防止二次污染,使用过的一次性用品装入黄色塑料袋,按医疗废物处理,扎紧袋口,外喷 0.5% 过氧乙酸,再套一层送焚烧。工作人员注意手卫生(具体顺序可以参照本章第八节要求),洗澡更衣后方可离开。

(四) 转运消毒注意事项

1. 患者一般情况尚好,缺氧不明显,必须戴上口罩。

2. 重症患者缺氧明显,给予吸氧,在供氧充分情况下,争取全封闭运输,避免医务人员感染。

3. 打开车窗,保持良好通风。

4. 运送带有血迹、分泌物、排泄物污染的患者时,担架上应多铺一层一次性床单。

5. 救护车上应配备速干手消毒剂,在进行抢救治疗及其他侵入性操作时,先进行手消毒,并严格按操作规程进行抢救。

6. 救护车上产生的污染物按《医疗废物管理条例》处理。

7. 使用过氧化氢雾化或汽化以及其他消毒设备进行空间喷雾消毒方式工作后无需再进行物体表面的擦拭消毒工作。

二、医学观察站生活垃圾管理规范

(一) 生活垃圾收集范围

可疑暴露者或者密切接触者的居家隔离医学观察站和集中隔离医学观察点。收集的生活垃圾按医疗垃圾处理。

(二) 生活垃圾处置流程

1. 居家隔离医学观察站　社区管控人员给被观察人员发放黄色医疗垃圾袋,被观察人员每日将生活垃圾装入黄色垃圾袋,扎紧袋口,放在自己家门口,由社区卫生服务中心(乡镇卫生院)人员每 3 天一次将垃圾收至本中心临时放置点。收集时，社区卫生人员再外套另外一只黄色垃圾袋，扎紧袋口，由专车运送到中心临时放置点，用2 000mg/L 的含氯消毒剂喷洒运送车辆、黄色垃圾袋及其地面一次，最后由本地区专业医疗垃圾转运车辆专车专人上门统一收集、转运、焚烧。

2. 集中隔离医学观察站　集中观察点管控人员给被观察人员发放黄色医疗垃圾袋，被观察人每日将生活垃圾装入黄色垃圾袋，扎紧袋口，放置在单间门口，观察点管理人员负责收集后放入医疗垃圾转运箱并将垃圾放置于观察点内临时放置点。收集时，社区卫生人员再外套另外一只黄色垃圾袋，扎紧袋口，由专车运送到中心临时放置点，用2 000mg/L 的含氯消毒剂喷洒运送车辆、黄色垃圾袋及其地面一次，最后由本地区专业医疗垃圾转运车辆专车专人上门统一收集、转运、焚烧。

3. 临时放置点设置要求　临时放置点应当远离医疗区、食品加工区、人员活动区以及生活垃圾存放场所(相距 20 米以上)，且方便医疗废物运输车进入。设置明显的警示标识和防鼠、防蚊蝇、防蟑螂、防盗以及预防儿童接触等安全措施，要有相应的防渗漏、防泄漏、防雨淋和防扬散等防护措施，应设有上下水，易于清洁和消毒。

(三) 防护要求和转运车辆消毒要求

1. 个人防护要求　收集、转运人员应当着一级防护：穿工作衣，戴手套、一次性外科口罩、一次性帽子。

2. 垃圾转运车辆消毒要求　社区卫生服务中心转运车辆转运垃圾后，在社区卫生服务中心就地消毒，本地区专业医疗垃圾转运车辆每次运输完成后在垃圾焚烧点进行消毒，消毒方法可选用2 000mg/L 的含氯消毒剂进行喷洒消毒，30 分钟后进行清水冲洗以防腐蚀车体。

(瞿迪洪)

第五章
新型冠状病毒肺炎健康教育

全科医师作为居民健康的守门人,在防控疫情的关键时刻,应作为正确健康知识的传播者。本章按照不同人群、家庭、单位、社区范围等不同层面梳理新型冠状病毒肺炎健康教育要点,为全科医师开展相关工作提供理论与实践指导。

第一节 | 全科团队健康教育的概述

本节旨在指导社区的全科医师开展新型冠状病毒肺炎在社区的有效健康教育,从而减少疫情的传播。内容上注重将专业的医学知识与全科医师实际的防控工作相结合,提高全科医师对疾病的正确认知,掌握有效的健康教育,有利于提升广大公众的自我防范意识和保护技能,消除紧张心理,保障大众身心健康和生命安全,维护社会安定。

一、工作原则

1. 预防为主 宣传普及各种突发公共卫生事件的防治知识,提高公众防护意识。当疫情发生时,加强宣传力度,帮助公众和重点易感人群树立科学观念,指导公众采取有关预防和保护行为,提高个体和群体的自我防护能力。

2. 快速反应 做好应急健康教育预案,强化人力、物力、财力储备,增强应急处理宣传能力。在疫情出现的第一时间,快速、准确制定健康教育方案,做好辖区内居民的知识传播。

3. 政策性 必须坚持以国务院和有关部委的文件精神作为健康教育的基本原则;贯彻上级的有关文件精神,保持一致,积极开展工作。

4. 针对性 事先对公众和媒体的需求进行评估和分类,监测舆论情况动态,根据不同对象、不同问题、不同情况开展有针对性的宣传活动。宣传活动的形式也可根据辖区类型、生活习惯、疫情状态不同进行选择。

5. 科学实用性 开展预防突发性公共卫生事件的健康教育活动无论是在内容上还是在方法上都必须坚持科学、实用。所有的健康宣传知识必须经过严谨的科学论证,不根据任何网络信息或流言制定宣传内容。

6. 属地负责 实行条块结合、以块为主、属地管理,疾病预防控制中心对本辖区的健康教育工作起指导作用。各街道社区卫生服务机构具体执行本社区健康教育工作,加强社区职能,做好与公众连接第一线的知识传播工作。

二、对象与内容

1. 新型冠状病毒肺炎患者 作为疫情的受害者,针对他们的教育重点在于疾病的初始症状、如何就诊、治疗管理的基本知识以及国家的政策,让他们切实做到早发现、早诊断、早治疗。要使患者认识到,只有及早发现并治疗,方能控制和减少新型冠状病毒传播。

采取的主要教育活动包括：

（1）当患者确诊时，要对患者及家庭成员进行耐心、细致、正确的门诊健康教育。一般来说，医生是受患者信赖的，患者易于接受医生的忠告，这有利于提高患者的合作度。

（2）医院的门诊候诊健康教育，含口头宣传、宣传栏、海报、手册和传单等。

（3）住院健康教育：有助于患者在住院期间配合治疗，也有利于患者出院后继续接受随访管理的顺应性等。

2. 医务人员　无论是作为通常状况下首先接诊新型冠状病毒肺炎可疑症状者的医生，或进行诊疗检验活动的医疗医技人员，还是负责流行病学调查的疾病控制人员，医务者都应该是掌握最准确的知识的人，这样他们才能不仅做好正确诊断和自我防护，同时向患者及相关人员进行正确的健康教育活动。

采取的主要教育活动方式是对他们进行业务和健康传播能力培训，提高医务人员的传播和防治水平。

3. 密切接触者　由于新型冠状病毒肺炎是传染病，因此作为最直接的接触者，他们自身存在着患病的极大可能。他们可能是患者的家属、朋友、同事等，甚至只是同车、同飞机的乘客。

开展的主要教育活动包括：

（1）对于陪伴患者就诊的密切接触者，在患者就诊时，医生应当进行面对面的讲解，涉及疾病的常见症状与判断、自我防护手段等。

（2）疾病控制人员入户随访时发放适合密切接触者阅读的宣传材料，告知医学隔离观察的重要性、隔离天数、消毒方式、国家政策等。

4. 普通公众　普通公众作为最广大的新型冠状病毒肺炎知识受众，也是疾病患病的潜在人群，他们应当接受简单明了的信息,从而在发生疾病可疑症状时及时就诊。当然,在条件允许的情况下,这部分人群可以进一步细分,如按性别、年龄、民族等进行更有针对性的健康教育工作。

采取的主要教育形式是大众媒介宣传教育,如针对不同人群的宣传画、横幅、标语、橱窗、报纸、广播、电视、微信等宣传教育形式。在农村可制作有关疫情知识的墙体广告等。

5. 流动人口 新型冠状病毒肺炎暴发时期正逢中国的春节,春运流动人口给疫情控制工作增加了难度。从疫区过来旅游、探亲的流动人口很有可能是密切接触者或疑似患者,如未进行管理,可能引起疫情在辖区的暴发。因此,专门针对流动人口开展健康教育活动非常必要。

采取的主要教育行动包括:

(1)开展交通工具及公共场所健康教育。在铁路、公路等港站及交通工具上开展健康教育工作。

(2)开发流动人口健康教育传播材料,发放到社区卫生服务中心(站),并由社区卫生服务中心(站)组织开展辖区内流动人口健康教育活动,做到健康教育传播材料发送到流动人口手中,或张贴在流动人口常见的场所,倡导的正确自我防护方式,不轻信流言和谣言。

三、组织实施

1. 主要形式和方法

(1)配合新闻媒体在广播、电视和报纸上进行宣传。

(2)利用网络开展各类相关知识的宣传。

(3)制作宣传折页、传单、海报、张贴画等各类宣传品,利用各种渠道进行发放,对重大传染病疫情应保证宣传到位。

(4)利用机关、企事业单位、社区的宣传阵地进行宣传,如宣传栏、科普画廊、板报等。

（5）农村利用有限广播网、公共活动场所和村卫生室的橱窗和板报等工具进行宣传。

（6）开通热线咨询电话、微信群等，为公众提供咨询服务。

2. 不同阶段的健康教育策略　根据传染病疫情的严重程度和变化情况，以全民普及防治知识为目标，通过对公众心理和需求变化的分析，及时调整健康教育策略，组织有针对性的健康促进活动，实时更新科普内容，采用各种途径和手段大力开展健康教育活动。

（1）疫情暴发期：快速、有效地利用各种教育形式，有针对性地宣传普及知识。①制作必要的宣传资料，及时分发给公众；②运用"个别劝导、讲座、咨询"等方式，做好有关人群的心理危机疏导干预工作；③配合新闻传媒加大宣传教育力度。

（2）疫情持续期：①向灾（疫）区公众通报卫生状况，针对出现的灾情、疫情，将有关卫生防病知识反复向公众宣传。②指导公众以个人防护为重点，勤洗手、戴口罩、减少人群聚集等。③继续配合新闻媒体，加大宣传力度和频度；④针对公众的心理问题，加大疏导力度，如开设咨询热线等，倡导科学的说法和行为，进行全人群心理疏导干预。

（3）疫情控制期：重点是普及环境卫生知识，宣传预防疾病的长期性，针对可能暴发流行和反复的传染病开展健康教育活动，倡导健康行为，树立健康信念，提高公众抗灾防病的意识和能力，并做好相关疾病康复保健知识的宣传教育。

（蒋天武）

第二节｜全科团队健康教育的工作重点与沟通技巧

在面对新型冠状病毒肺炎疫情时，全科医师要沉着应对，以健康教育为切入点,以传染源、传播途径、易感人群三个方面为基础,以人、家庭、社区三个层面为重点,将防疫战线控制在第一线。

一、工作重点

以切断传染病传播的三个环节作为健康教育的重点。

1. 隔离传染源　对新型冠状病毒肺炎的密切接触者或疑似病例、确诊病例,实行居家或集中隔离医学观察。其中密切接触者和可疑暴露者实行居家医学观察,居家医学观察期间的具体建议详见本章第五节。疑似病例、确诊病例需立即收治到相关医院,进行集中隔离治疗,并立即向当地县(区)级发热门诊指定医疗机构和疾病预防控制机构报告。对于不同疫情形势地区,采取不同的防控策略。

2. 切断传播途径　目前的资料显示新型冠状病毒肺炎的传播途径主要是飞沫传播和接触传播。疑似患者、病毒携带者等高声谈笑或咳嗽、打喷嚏时,带有病原微生物的飞沫可在空气中短距离移动到易感人群的口、鼻黏膜或眼结膜等处,造成疫情蔓延。在疫情期间,家庭成员要做好自身防护工作,例如必要出门时正确佩戴口罩,尽量避免去人群密集处,回家后勤洗手,居室常通风等。对于公共场所的设施不乱触碰,防止接触传播。社区防控需及时发现和报告新型冠状病毒肺炎病例(疑似病例和确诊病例),指导公众和特定人群做好个人防护,社区公共场所的消毒,有效遏制新型冠状病毒的社区扩散和蔓延,减少新型冠状病毒感染对公众健康造成的危害。

3. 保护易感人群　研究表明,新型冠状病毒肺炎对所有人群易感。在确诊及死亡的人群中,老年人占有较大比例。由于老年人存在一系列基础疾病,加之新陈代谢减慢、免疫力低下、抗病能力下降等因素,使老年人成为这次疫情的重点易感人群。

二、沟通技巧

全科医师健康教育是一个与对象人群或者个体双方互动的过程,要有全科医师的指导和训练,有对象人群或者个体的接受和配合,才能取得良好的效果。良好的沟通是开展健康教育的前提,有效的沟通技能是实施健康教育的关键环节。

(一) 基本沟通技巧

1. 双方配合,循序渐进　全科医师在进行健康教育前,应先询问教育对象的生活起居情况,等对象人群或者个体将注意力全部转移到全科医师身上时,即可开始进行事先拟定的健康教育。这样可以有效拉近全科医师与教育对象之间的距离,更易于教育对象接受建议和指导,也容易记住内容。

2. 内容精炼,分次进行　成年人平均 1 次只能记住 5~7 点内容,为增加对象人群或者个体的记忆,每次健康教育指导限于 3~4 点主要内容。

3. 形式多样,个性指导　对同一对象人群,将其组织在一起对相关知识和技巧掌握的方法进行示范教育,如物品如何消毒、正确洗手步骤、介绍戴口罩方法等。同时,对不同个体、不同时期、不同问题给予正确的个别指导。以此次疫情为例,对文化层次高、适应能力强的教育对象,全科医师应积极地向他们介绍这次疫情的发生、传播的途径,诊断及治疗的程序,病情及预后,使他们对新型冠状病毒肺炎心中有数,积极配合。对于文化层次低、适应能力差的教育对象,除了耐心指导戴口罩、勤洗手外,可适当介绍疫情相关情况,同时告知其如有问题,可联系全科医师。对居家隔离的密切接触者进行健康教育时,内容要精简,主要可针对心理问题进行教育。对普通人群进行健康教育时,内容应偏重于隔离和防护方面。

(二) 风险沟通技巧

1. 风险沟通的概念　美国国家科学院对风险沟通做过如下定义:在个体、群体和机构之间的信息和观点的交互活动;不仅传递风险信息,还包括各方对风险的关注和反应(可为风险管理者提供意见和参考),还包括发布官方在风险管理方面的政策和措施。

风险沟通是危机管理的重要组成内容,是建立在政府部门、医疗机构、媒体和公众之间的理性桥梁。发生突发公共卫生事件时,事件本身所引起的恐慌,其危害可能会大于疾病本身。因此,在处理新型冠状病毒肺炎疫情时,适时提供恰当的信息,采取有效的沟通方式,减轻公众恐慌,让公众对突发公共卫生事件保持理性,从而降低和规避风险,这是应对疫情的重要基础。

2. 风险沟通的基本原则　为有效处置新型冠状病毒肺炎疫情,达到目标效果,避免不良行为和舆论导向,防止事态扩大化,应急风险沟通需要遵循以下 6 个基本原则,缺一不可。

(1)提早准备:传染病疫情多为突然发生,传播迅速,涉及范围广,因此及时、有效地进行风险沟通对于各部门而言是一项巨大的挑战。那么,提前建立并不断完善风险沟通方案,对可能发生的疫情类型和问题进行合理预测,建立初步解决方案,有助于事件发生之后更好地开展工作。

(2)及时主动:现在是信息时代,通过网络等各种渠道,信息传播非常迅速,疫情相关信息会很快引起媒体和公众的关注。因此,卫生工作部门应保持敏锐度,第一时间做出反应,提出处置对策和信息沟通要点,快速发布信息,掌握舆论主动权。

(3)信息真实:信息真实是建立专业部门权威性和专业性的前提,开展风险沟通必须以真实为基础。各部门通过监测系统实时掌握疫情动态,及时发布疫情的进展情况,避免发布尚不确定的信息。尤其杜绝发布不实信息,否则一旦引起公众质疑,会导致事态往不利方向发展。

(4)口径一致:在传染病疫情中,各种信息不断涌现,不同部门的专家都可能进行公开评论,极易出现误解甚至相互反驳的现象,会加剧公众的焦虑感,导致增加事件的处置难度和复杂性。因此,无论是政府部门或医疗机构,事件处理者或新闻发布者,以及其他可能接触媒体的人,在任何信息发布渠道中都要做到口径一致,不能提供互相矛盾的信息。

(5)有效应对:对于突发疫情,媒体会持续关注事态进展,各种流言、谣言频频出现,应急沟通人员要对此做好应对准备。及时与各方沟通,做好媒体舆情和公众舆论的监测,实时调整沟通策略。

(6)维护信誉:在沟通过程中,明确自身和机构的专业性,有能力处置正在发生的事件并且之前已成功处置过类似事件,譬如2003年的SARS疫情,同时向公众表明正在采取积极措施,对发布的信息保持真诚、公开、透明,能够有利于取得公众的理解和信任,有助于事态的解决。

3. 沟通对象及内容

(1)政府部门沟通:发生传染病疫情后,卫生行政部门应积极与当地政府沟通协调,视情况启动应急预案,开展突发事件处置工作。

沟通内容:事件的基本情况、控制措施及效果、存在的问题、建议和需求。

沟通方式:①书面沟通,如汇报、请示、报告、通信等;②口头沟通,如电话、视频、短信、微信等。

(2)部门内部沟通:危机事件发生后,大量信息的流通容易导致机构出现发布信息相矛盾、信息发布迟缓、明确部门职责不清等混乱情况。因此,部门内部需保持信息畅通,加强组织内部沟通,保持行动统一。

沟通内容:疫情现状、流行病学调查、临床诊疗、控制措施、控制效果、存在问题等。

沟通方式:通报、简报、通知、会议、培训等。

(3) **公众沟通**:在面对公众进行风险沟通时,需要分析当前的疫情影响范围和程度、确定受众群体,决定风险沟通的方式和策略。比如新型冠状病毒肺炎疫情的沟通对象可分为:①确诊患者及疑似患者;②密切接触者及居住疫区或途经疫区人员;③关心事件发展的一般公众。

沟通内容:当前疫情确诊人数、已采取的控制措施、人群防护方法、获取信息的途径、指定的就诊医疗机构等。

沟通方式:政府官方网站发布、媒体机构传递、手机短信发送、宣传资料发放、电话咨询、权威人士发访谈等。

(4) **媒体沟通**:媒体是与公众进行沟通的重要渠道。突发传染病疫情后,各类媒体对相关信息密切关注。如果未及时与媒体沟通,信息传达不到位,对各类自媒体的信息无监管,容易造成公众恐慌,对处置措施不理解、不配合。因此,要重视与媒体的沟通合作,关注媒体舆情对公众的影响。

沟通内容:疫情发生情况、原因及危害、处置进展、防护建议、信息获取渠道等。

沟通方式:发布新闻稿、媒体采访、书面沟通、电子邮件等。

4. 不同阶段的风险沟通

(1) **初始阶段**:疫情还处于未发及散发阶段,公众对传染病疫情的认知程度并不是很高。因此,风险沟通在这一阶段的重点不是知识,而是获得公众的信任。要以及时、公开发布信息,以专业的策略赢得公众信任。

信息编写:疾控中心或社区卫生服务中心在制作宣传材料时,需要做好以下内容的核实。①有没有告诉公众如何进行自我防护;②是否介绍了政府已采取的防控措施;③是否表达出所在机构对公众的同情;④是否对媒体可能提出的问题进行了预测,并准备了相应的答案;⑤对信息准确性是否进行了核实;⑥信息的上报、通报或发布是否经过上级部门或领导的批准。

媒体:在与媒体进行沟通或接受媒体采访时,应注意以下两点。①尽早发表声明,表明所在机构已意识到疫情的发生,并在积极应对;②正确开始媒体舆情监测,尤其是现在信息流通最多的微信、微博等 App,及时发现必须被纠正的错误信息;③告诉媒体可以获取更新信息的可靠渠道,比如政府官方网站及公众号。

公众:面对公众时,社区卫生服务中心重点是要做好对公众的安抚工作,减少恐慌。①如果公众向中心寻求信息,请立即开通、公布免费的咨询电话;②以最初在媒体上发布的声明为基础,通过其他渠道(网络、宣传栏、讲座等)向公众发布,保持信息一致;③确保声明中表达了对公众的同情和关心,同时承认公众对不确定的担心是正常的;④指引公众到其他可靠的信息提供者(如卫生部门公众号、官网媒体等)那里获取信息;⑤提醒公众中心有应对突发公共卫生事件的预案和程序,并且在执行中;⑥开始监测热线电话,用以掌握公众的关注点、舆论趋势或者谣言,医务人员如发现不当言论,应及时向上级领导汇报。

(2)持续阶段:随着事件的扩散,确诊患者数量急速增加,疫情处于暴发阶段。此时影响范围扩大,影响人群明显增加,疫情的危害和风险并非如前期预想那样严重。风险沟通的策略从信心增加转变为科学解释,从事实告知转变为人为关怀。

媒体:①保持媒体舆情监测,做好流言、谣言的应对准备;②社区卫生服务中心做好与上级部门及权威专家的沟通,确保信息一致性。

公众:①中心定期向公众发布相关信息,譬如疫情发生原因、如何阻止疫情的发展;②收集公众的反馈信息,并及时补充完善,交由办公室统一汇总上报;③告知政府的措施和力度,获得公众对应对措施的理解和支持;④在门诊诊疗、健康教育中阐明公众应对突发事件所采取的行为建议的理由;⑤通过促进公众对风险的正确认知,做出适当决策。

(3)平息阶段:疫情结束时,公众的沟通需求减少,媒体和公众对疫情的关注度有所减弱。此阶段是评估总体风险沟通效果,分析存在的问题,强化和完善有效的应对策略与措施的好时机。同时对疫情的处理进行回顾和总结,以应对媒体可能的问询。研究表明,在此阶段,社区公众更容易接受和理解如何规避或减轻风险的健康教育。通过开展强化的公众健康教育活动,可以提高公共健康和危机意识。

(叶洪波　蒋天武)

第三节 | 不同人群的健康教育要点

全科医师应充分利用网格管理员优势,做好居民的健康"守门人"角色,开展相应健康知识普及和教育。本节将人群划分为普通人群、特殊人群、密切接触人群、疑似和确诊人群5类,并根据健康教育对象类型的不同而开展相应的健康教育工作。

一、普通人群

普通人群主要指18~65岁无基础性疾病、近期无疫区居住及旅行史、近期无确诊患者接触史的人群。对于该类人群如何预防新型冠状病毒感染,全科医师在健康教育过程中,共性内容如下:

(一)对新型冠状病毒肺炎的基本介绍

1. 什么是新型冠状病毒肺炎?

冠状病毒是个大型病毒家族,冠状病毒感染者表现从感冒到重症肺炎等不同的形式,比如中东呼吸综合征(Middle East respiratory syndrome,MERS)和严重急性呼吸综合征(severe acute respiratory syndrome,SARS)。其主要感染成人或年龄较大的儿童,冠状病毒感染后,患者免疫力不强,不能防御同型病毒的再感染。新型冠状病毒2019-nCoV是以前从未在人类中发现的冠状病毒新成员。

2. 新型冠状病毒肺炎有哪些表现?

新型冠状病毒肺炎发病以发热为主要表现,可合并轻度干咳、全身乏力、呼吸不畅、腹泻等症状,流涕、咳痰等症状少见。部分患者可出现严重的呼吸困难,并进展迅速,严重者出现急性呼吸窘迫综合征(acute respiratory distress syndrome,ARDS)、脓毒症休克和出凝血功能障碍。部分患者起病症状轻微,可无发热,仅表现为腹泻等症状,多数患者预后良好,少数患者病情危重。

3. 新型冠状病毒肺炎是如何传播的?

新型冠状病毒感染主要的传播方式为呼吸道飞沫传播和接触传播。呼吸道飞沫传播是指患者或者病原体携带者在呼气、打喷嚏时,病毒经口鼻排出,易感者吸入后可引起感染。接触传播是指易感者直接或者间接接触携带病毒的分泌物、血液、体液或者排泄物以及被病毒污染的物品时,有可能导致感染,这其中,手污染导致的自我接种是非常典型的一种接触感染。对前期收治患者进行回顾性分析发现,多数具有疫区接触史,部分病例呈现家族聚集性发病,推断飞沫传播应该是主要途径。

4. 个人如何快速识别病毒性肺炎和普通感冒?

普通感冒一般不会出现呼吸困难或呼吸急促,早期没有咳嗽症状,如有发热,一般48~72小时可以消退,退烧药效果较好,精神、食欲、睡眠情况基本不受影响。如出现以下症状,要引起警惕,提示是病毒性肺炎的可能:呼吸频率加快,甚至呼吸困难;咳嗽以干咳为主,伴有痰音,喘息明显,影响睡眠;发热持续时间长,一般在 72 小时以上;精神差,胃口不佳;一般潜伏期为 1~14 天,平均7 天。

(二) 普通人群开展个体预防的健康教育要点

1. 个人外出旅游提示　通过官方渠道关注有关传染病的疫情报道,避免前往疾病正在流行的地区。假期期间,建议减少走亲访友和聚餐的次数,尽量在家休息,避免外出。不去人员密集的公共场所活动和封闭的拥挤空间,尤其是空气流动性差的地方,例如公共浴池、温泉、影院、网吧、KTV、商场、车站、机场、码头、展览馆等。与患有新型冠状病毒感染的呼吸道感染症状(如咳嗽、打喷嚏)的任何人保持至少 1 米的距离。必须外出时,请戴好口罩,并及时更换。

2. 口罩规范使用提示　佩戴医用口罩是预防措施之一,以限制某些呼吸系统疾病(包括新型冠状病毒肺炎)在受影响地区的传播。但是,仅使用口罩不足以提供充分的保护,应采取其他同样相关的措施。在使用口罩时,必须与手部清洁和其他用于预防人与人之间的新型冠状病毒传播的传染预防和控制措施相结合。

个人在公共场所活动时,应佩戴口罩,口罩一般建议选择医用外科口罩和 N-95 型口罩(尽量选不带呼吸阀的),上述两类口罩可以一定程度上预防呼吸道感染,特别是 N-95 型口罩过滤效率可达95%。其他类型口罩,如棉布口罩、活性炭口罩等没有预防效果。

口罩的佩戴步骤(以医用外科口罩为例)。①洗:首先清洗双手,以免不干净的手污染口罩内面;②挂:将口罩横贴在面部口鼻上,用双手将两端的绳子挂在耳朵上;③拉:双手同时向上下方向将口罩的皱褶拉开,使口罩能够完全覆盖住口鼻和下颌;④压:最后,用双手的示指紧压鼻梁两侧的金属条,使口罩上端能够紧贴鼻梁。

在口罩的使用过程中应注意的几点事项。①更换时间:建议

2~4小时更换一次口罩,一旦污染,应第一时间更换;②保存方法:将口罩叠好放入清洁的自封袋中,将接触口鼻的一面朝里折好;③使用后处置:在医疗机构中使用过的口罩,都请直接投入医疗废物垃圾桶中,这些口罩作为医疗废物会由专业处理机构进行集中处置。在其他场所使用后的口罩,如果无流行病学史,也没有发热、咳嗽等呼吸道感染症状,只是为了防护使用口罩,那么使用过的口罩可以直接丢入其他垃圾。

3. 正确洗手提示 在日常生活中,经常进行手部清洁。明确需要洗手的几个关键时间点:咳嗽或者打喷嚏后;准备食物前后;用餐前;上洗手间后;接触动物或者处理粪便后。特别注意,在日常生活中,个人应避免用脏手直接接触口、鼻或眼睛,并尽快洗手,无明显污物的脏手可使用肥皂和流动水洗手或者用含乙醇的免洗手消毒剂洗手,有明显污物的脏手应用肥皂和流动水洗手。正确洗手的方法是七步洗手法(口诀:内外夹攻大立腕),具体做法:①采用流动水洗手,使双手充分浸湿。②取适量肥皂或者皂液,均匀涂抹至整个手掌、手背、手指和指缝。③认真揉搓双手至少15秒,应注意清洗双手所有皮肤,清洗指背、指尖和指缝,具体揉搓步骤为:掌心相对,手指并拢,相互揉搓;手心对手背沿指缝相互揉搓,交换进行;掌心相对,双手交叉指缝相互揉搓;右手握住左手大拇指旋转揉搓,交换进行;弯曲手指使关节在另一手掌心旋转揉搓,交换进行;将5个手指尖并拢放在另一手掌心旋转揉搓,交换进行;必要时增加对手腕的清洗。④在流动水下彻底冲净双手,擦干,取适量护手液护肤。

4. 个人日常生活提示

(1)养成良好的卫生习惯:不随地吐痰,口、鼻分泌物用纸巾包好,弃置于有盖垃圾箱内。咳嗽或者打喷嚏时,用纸巾、手肘等遮住口鼻,避免直接用手接触口、鼻或者眼睛,并尽快洗手。平时不与野生动物、牲畜近距离直接接触,尽量避免前往售卖活体动物(禽类、海产品、野生动物等)的市场。

(2)养成良好的饮食习惯:不食用野生动物,处理生食和熟食等的切菜板、刀具和存放用具要分开,处理生食和熟食之间要洗手。食物应煮熟、煮透,尤其是肉类、蛋类,要彻底煮熟后食用。不暴饮暴食,合理进行荤素搭配。

(3)营造良好的家庭环境:居室保持环境整洁,勤开窗,经常通风,每日至少通风 2 次,每次 10~15 分钟。家庭成员均有个人的洗漱用品,勤晒衣被。

(4)自备必要的卫生物资:家庭备体温计、医用外科口罩或N-95 型口罩、家用消毒用品等物资。

5. 特别提示　近期如有疫区接触史、旅游史或者疫区途经史的人员,应主动到所在社区居委会或者村委会进行登记,接受属地管理,由指定的全科医师一日 2 次上门测量体温,询问情况,如无发热等不适,居家进行医学观察,一般医学观察时间不少于 14 日。

注意:上述普通人群的个体健康教育要点适用于全人群,其中包括老年人、儿童、孕产妇、慢性病患者等特殊人群。

二、特殊人群

在一般人群的健康教育要点基础上,针对特殊人群,如 65 岁及以上的老年人;敬老院或其他慢性病疗养机构的居住者;患慢性肺病和心血管系统疾病的成人和儿童;慢性病患者,如高血压、糖尿病、慢性肾炎以及其他慢性病患者等;免疫功能低下者;孕产妇等,还有以下几点特别的健康教育要点。

(一)老年人的健康教育要点

全科医师在疫情期间,对管理的老年人群应适当增加上门随访频次。全科医师应特别提醒老年人减少外出,减少外来人员的探访,对老年人开展健康教育和心理调节,有针对性地开展新型冠状病毒肺炎疫情防控知识宣传,缓解老年人的恐惧情绪,引导其正常作息、规律生活。

疫情期间,老年人应每天测量体温,对患有慢性疾病的老年人,应加强饮食营养,做好血压、血糖的监测,规律服用药物,如有不适,及时联系全科医师。如出现发热、咳嗽、咽痛、胸闷、呼吸困难、轻度食欲缺乏、乏力、精神稍差、恶心、呕吐、腹泻、头痛、心悸、结膜炎、轻度四肢或腰背部肌肉酸痛时,第一时间联系全科医师,必要时由全科医师联系转定点医疗机构进行转诊医治。

(二) 儿童的健康教育要点

儿童对病毒的抵抗力弱,疫情高发期间,应避免外出,保持室内通风,家中应谢绝访客,尤其是有过疫区暴露史的,避免人群聚集引起病毒传播。如果一定要外出,要给儿童戴口罩。儿童推荐使用医用外科口罩,不适宜使用 N-95 型口罩(密闭性较强,有窒息风险)。戴口罩时,应注意大小适宜、方法正确并根据儿童的呼吸状态适时调整。

做好家庭儿童接触物品的消毒,教会儿童七步洗手法,选用流动清水 + 香皂或洗手液的洗手方式,如在没有流动水的条件下,可以选用免洗洗手液进行手卫生。学龄期儿童可以喷大约一角钱硬币大小的洗手液,双手搓洗各个部位(参考七步洗手法),到完全干燥,通常需要 15~20 秒。需要等免洗洗手液干燥,不能用纸擦去手上的洗手液,否则会影响效果。等手完全干燥后才能用手拿东西吃。对于婴幼儿,需要成人把洗手液喷到自己手上,然后由成人帮助幼儿擦拭双手,直到完全干燥。

在饮食卫生方面,不吃活禽及野味,食物要煮熟、煮透,建议进食清淡、易消化饮食,避免辛辣刺激性及重口味食物,进食富含维生素、蛋白质食物,保证充足的能量供应。对于食欲好的儿童,建议多吃新鲜蔬菜、水果,瘦肉、鱼、蛋、豆制品等。对于食欲不佳的儿童,建议少量多餐,可以选择流质及半流质饮食,如牛奶、瘦肉粥、青菜粥、鸡蛋羹、烂面条等。同时注意液体的补充,多饮水,多出汗,多排尿,加快身体的新陈代谢。家中每人单独备碗筷,使用公筷分餐制,避免通过唾液交叉感染。餐后餐具需分开单独消毒,建议使用开水(或至少 56℃以上热水)浸泡 30 分钟。

儿童就医提示:儿童只是常规体检或复查的疾病,能推后尽量推后,避免去医院。一定要去医院时,没有流行病学接触史的,选择儿童医院或综合医院儿科门诊,请尽量提前预约门诊号,按时到达,减少在医院停留时间。没有预约,只有急诊,也建议常备退热药(布洛芬、对乙酰氨基酚)、口罩、免洗洗手液或者带乙醇的一次性湿纸巾、水杯、隔汗巾、就诊卡、医保卡等。若有明确流行病学接触史的,就近至官方公布的发热门诊就诊。不管在任何科室就诊,应配合医生治疗,听从安排,尽量不触摸公共设施,戴好口罩,避免用手揉眼睛,避免手入口,从医院出来后尽量用流动清水＋肥皂或洗手液洗手。

(三) 慢性病患者的健康教育要点

慢性基础性疾病患者和同龄的健康人相比,感染新型冠状病毒后,更容易出现严重并发症危及生命。慢性病患者应注意规律服药,备足相关药物,减少去医疗机构的次数,减少交叉感染机会,同时做好血压、血糖值的自我监测,全科医师上门服务时,特别注意测量体温,询问随访期间的生活、饮食、服药等情况。如出现疑似新型冠状病毒肺炎症状时,及时联系全科医师,安排好后续治疗。平时在流行性感冒高发季节,建议每年接种流行性感冒疫苗,预防流行性感冒。

(四) 孕产妇的健康教育要点

孕产妇是新型冠状病毒的易感人群,且妊娠期妇女对病毒性呼吸系统感染的炎症应急反应性明显增高,病情进展快,尤其是中、晚期妊娠,易演变为重症。所以,新型冠状病毒肺炎流行期间,孕妇尽量不要外出,不去人员密集的公共场所,注意保暖,避免受凉,合理饮食,调节好情绪,情绪不要过于紧张。

定期做好孕检、产检。疫情期间,医院已经通过多环节、全方位的布控减少交叉感染风险,加上原本自我防范意识就很强的孕妇出门时戴口罩、手套、眼镜等装备,只要在离开医院前洗手,感染风险是很低的。在乘坐交通工具,进入狭小密闭空间,如电梯、楼宇走廊,任何公共场所都有可能存在风险,应时刻做好个人防护。如出现疑似新型冠状病毒肺炎症状时,及时联系全科医师。

(五) 非新型冠状病毒肺炎引起的发热人群健康教育要点

主要指非新型冠状病毒感染引起发热的患者,针对该类患者,除做好一般健康教育工作外,还应特别告知:如考虑为流行性感冒等具有传染性的疾病,应让发热患者做好自我防护和隔离,减少接触他人,尽量居家休息。隔离时间应为呼吸道隔离 7 天或至主要症状消失为止,患者用具及分泌物要彻底消毒。发热患者应在各医疗单位的发热患者处置间或者发热门诊处就诊。饮食上宜清淡,进食易消化、富含维生素的食物,同时应注意多饮水,以白开水为主,做好心理调节,避免不必要的恐慌。

三、密切接触人群

新型冠状病毒肺炎确诊病例的密切接触者应从和患者接触的最近一天起采取医学观察 14 天。被隔离人员在家中观察期间需与属地全科医师保持联系,掌握家庭预防的洗手、通风、防护和消毒措施,使用口罩后立即丢弃,在接触呼吸道分泌物后立即清洁双手。居家医学观察期间的具体建议详见本章第五节,被隔离人员若出现可疑症状,应及时联系全科医师,待全科医师综合评估后,安排其转诊至指定医疗机构就诊。该过程中,隔离人员不得私自外出就医,避免感染其他人员。

四、疑似或确诊人群

疑似被新型冠状病毒感染且有轻度呼吸道感染症状的个人应经常进行手部清洁,如果手未被明显弄脏,使用含乙醇的消毒液擦拭,如果手被明显弄脏,使用肥皂和水清洁。与未患病者保持距离(至少1米),同时,为限制呼吸道分泌物,尽可能戴好口罩。对于不能忍受医用口罩的人,应采取严格的呼吸清洁措施,如在咳嗽或打喷嚏时使用一次性纸巾遮住口鼻。使用后请丢弃口罩、纸巾等遮盖物。接触呼吸道分泌物后立即清洁双手。尽可能打开窗户和门,使居住空间的空气流动。对于疑似或确诊人群,全科医师应按照当地处置流程,第一时间安排转诊等必要服务。

(方 舟)

第四节 | 家庭的健康教育要点

家庭是社区的基本构成单位,在新型冠状病毒肺炎防控期间,提供以家庭为单位的健康教育尤为重要。新型冠状病毒肺炎家庭健康教育始终贯穿三级预防,并在家庭的参与下实施。家庭三级预防的要点如下:一级预防为生活方式指导与健康维护;二级预防为早发现、早隔离、早诊断、早治疗;三级预防为居家医学观察的防护。

一、一级预防

(一)保持良好卫生和健康习惯

1. 居室勤开窗,经常通风。

2. 家庭成员不共用毛巾,保持家具、餐具清洁,勤晒衣被。

3. 不随地吐痰,口、鼻分泌物用纸巾包好,弃置于有盖垃圾箱内。

4. 注意营养,适度运动。

5. 不要接触、购买和食用野生动物(即野味);尽量避免前往售卖活体动物(禽类、海产品、野生动物等)的市场。

6. 家庭备置体温计、医用外科口罩或 N-95 型口罩、家用消毒用品等物资。

7. 个人防护要点(详见本章第二节)。

(二) 家庭消毒用品规范和消毒方法

家庭消毒是指在家中利用各种消毒剂对居家生活的环境、物品进行消毒,例如空气、地面、墙面、家具表面、手、餐具、衣被、毛巾、玩具等的日常消毒。

1. 清洁消毒原则

(1)新型冠状病毒肺炎流行期间,家庭环境应以清洁为主、消毒为辅。避免过度消毒。

(2)所用消毒产品应在正规商场购买,严格按照产品使用说明书要求进行配制和使用,在产品有效期内使用。

(3)消毒时应做好个人卫生防护,消毒完成后及时洗手。

2. 日常清洁及预防性消毒

(1)家居环境:每天开窗通风,不能自然通风的可采用排气扇等机械通风;每天清洁家居,保持家居环境和物品清洁卫生。

(2)物体表面:以清洁为主,受到污染时可进行清洁消毒。

消毒方法如下:餐饮具和茶具,首选物理消毒法。餐饮具和茶具洗涤后,煮沸或流通蒸汽消毒 15 分钟;也可按说明书使用食具消毒柜消毒;或用 250~500mg/L 含氯消毒剂溶液浸泡 30 分钟后,再用清水洗净,做浸泡消毒时,必须使消毒液浸透被消毒物品。

(3)高频接触物体表面:对台面、门把手、电话机、开关、热水壶把手、洗手盆、坐便器等经常接触的物体表面,可使用75%乙醇或有效氯浓度250~500mg/L含氯消毒剂进行擦拭,作用30分钟,再用清水擦净。

(4)地面:可用有效氯浓度250~500mg/L含氯消毒剂湿式拖拭,作用30分钟,再用清水洗净。

(5)普通织物:对毛巾和小件衣物可采用煮沸15分钟的方法消毒,对大件衣物、被罩等大物件可使用衣物消毒液按说明书使用。

3. 居家隔离时家庭消毒

(1)保持居家通风,每天尽量开窗通风(每天3~4次,每次30分钟),不能自然通风的可用排风扇等机械通风。将密切接触者安置在通风良好的单人房间,拒绝一切探访。限制密切接触者活动,最小化密切接触者和家庭成员活动共享区域。与家人尽量避免近距离接触(至少间隔1米以上),最好处于下风向。

(2)全家日常佩戴一次性医用口罩,4个小时或口罩潮湿后立即更换。

(3)咳嗽、吐痰或者打喷嚏时用纸巾遮掩口鼻或采用肘护。在接触呼吸道分泌物后,应立即使用流动水和洗手液或肥皂洗手,必要时用乙醇等手消毒剂进行消毒。

(4)设置套有塑料袋并加盖的专用垃圾桶。用过的纸巾、口罩等放置到专用垃圾桶,每天清理,清理前用500~1 000mg/L的含氯消毒剂喷洒至完全湿润,然后扎紧塑料袋口。

(5)生活用品实行专人专用,单独洗涤消毒处理。

(6)在有症状的家庭成员就诊后,应对其隔离的房间地面、墙面用500mg/L含氯消毒剂进行滞留喷洒;接触物品如家具台面、门把手、餐(饮)具等用500mg/L含氯消毒剂进行擦拭消毒,保持30分钟后用清洁湿抹布擦拭。

4. 家中出现新型冠状病毒肺炎病例时的终末消毒　患者离开后(如住院、死亡、解除隔离等),应进行终末消毒。终末消毒的对象包括住室地面、墙壁、桌、椅等家具台面,门把手,患者餐(饮)具、衣服、被褥等生活用品,玩具,卫生间包括厕所等。新型冠状病毒肺炎终末消毒必须在疾病预防控制中心的指导下,由掌握有关消毒知识的人员及时进行消毒处理,消毒人员开展消毒前应接受新型冠状病毒肺炎消毒培训。具体可联系当地疾病预防控制中心。其他家庭成员为密切接触者,应接受 14 天医学观察。

5. 常见消毒剂及配制使用

(1)84 消毒液配制和使用方法。家庭使用时要根据使用浓度和使用量进行相应稀释。如配制 500mg/L 有效氯浓度的 5L(即 10 斤)消毒液,则需取原液 50ml 加入 5L 水中搅拌均匀即可。

(2)75% 乙醇消毒液可直接使用。其他消毒剂按产品使用说明书进行配制和使用。

(3)注意事项:含氯消毒剂具有一定的毒性刺激性,配制和使用时应注意个人防护(戴口罩和手套),同时消毒剂具有一定的腐蚀性,注意消毒后用清水擦拭,防止对消毒物品造成损坏。含氯消毒剂具有漂白作用,织物请谨慎使用;乙醇消毒液的使用应远离火源。

(三) 饮食健康教育

1. 在防控宣传中加入膳食营养内容,参照《中国居民膳食指南》指导每日餐食,努力做到食物多样,三餐定时、定量、合理分配能量和营养素,营养均衡。努力做到每天摄入富含优质蛋白类食物,包括鱼、禽、肉、蛋、奶、豆类和坚果;每天多吃新鲜蔬菜和水果。主动饮水,每天饮水不少于 1 500ml。

2. 应积极进行室内身体活动,维持身体功能。

3. 在注册营养师指导下可服用营养素补充剂。

(四) 中医药预防方案

根据中医防治疾病的理论和经验,预防疾病主要是在日常生活中要注意养生保健、合理饮食、劳逸结合、增强体质。从中医药的角度预防主要以"健脾固本、扶正祛邪"为总则,祛邪以内清湿热、外解寒邪,扶正以健脾补肺,可根据个人实际情况进行选择。

1. 中药口服方　玉屏风颗粒或黄芪颗粒一次 1 袋,一日 2 次,或者金屏风合剂(或颗粒)每日 1 付,脾胃虚弱者可以服用四君子颗粒,服用时间为 1 周,以健脾固本、扶正固表,提升肌体免疫力。

2. 中医药适宜技术

(1)中药熏蒸:因疫邪从口鼻而入,"上焦如雾""治上焦如羽",预防中药熏蒸方以芳香辟秽、化湿解毒为治则,药如下:藿香 6g、佩兰 6g、白芷 6g、薄荷 6g、连翘 6g、金银花 6g、羌活 6g、藁本 6g、艾叶 6g,每日 1 付,放入敞口容器中加热,日常熏蒸房间。

(2)中药香囊:用中药香囊抑制流行性疾病起源于明代的《瘟疫论》,可将丁香、苍术、紫苏、艾叶、白芷、薄荷、肉桂等各 2g,药料研细并过筛,装入小布袋,每袋 10~15g,放在家里或佩带身上,可起到避邪除秽、调摄养生和一定的预防疾病作用。

(3)艾灸穴位:艾灸能"壮固根蒂、保护形躯、熏蒸本原、祛除百病",可温和灸强身健体等穴位,如大椎、足三里、风池、天枢等,每穴灸 10~20 分钟,每日 1 次,6 日为一个疗程,以提高抗病能力。

(4)穴位按摩:可揉按大椎、足三里、肺俞、天突、膻中等穴位各100 下,力度适中,以调节免疫力、增强抵抗力。

二、二级预防

(一) 家庭有疫区接触史的人员

1. 尽快到所在村支部或社区进行登记,减少外出活动,尤其是避免到人员密集的公共场所活动。

2. 从离开疾病流行地区的时间开始,连续 14 天进行自我健康状况监测,每天 2 次。条件允许时,尽量单独居住或居住在通风良好的单人房间,并尽量减少与家人的密切接触。

3. 若出现新型冠状病毒感染的可疑症状时,应根据病情及时就诊。就医途中具体指导建议如下:

(1)在前往医院的路上,患者应该佩戴医用外科口罩或 N-95 型口罩。

(2)如果可以,应避免乘坐公共交通工具前往医院,路上打开车窗。

(3)时刻佩戴口罩和随时保持手卫生。在路上和医院时,尽可能远离其他人(至少 1 米)。

(4)若路途中污染了交通工具,建议使用含氯消毒剂或过氧乙酸消毒剂,对所有被呼吸道分泌物或体液污染的表面进行消毒。

(二) 家庭成员出现可疑症状时的建议

1. 若出现新型冠状病毒肺炎可疑症状,应根据病情及时就医。

2. 避免乘坐地铁、公共汽车等公共交通工具,避免前往人群密集的场所。

3. 就诊时应主动告诉医生自己的相关疾病疫区接触史,发病后接触过什么人,配合医生开展相关调查。

4. 患者的家庭成员应佩戴口罩,与无症状的其他家庭成员保持距离,避免近距离接触。

5. 若家庭中有人被诊断为新型冠状病毒肺炎,其他家庭成员如果经判定为密切接触者,应接受 14 天医学观察。

6. 对有症状的家庭成员经常接触的地方和物品进行消毒。

三、三级预防

(一) 居家医学观察的定义

密切接触者或可疑暴露者须进行医学观察。医学观察包括居家隔离医学观察和集中隔离医学观察。目前,各地主要采取的是居家隔离医学观察。医学观察期限为被观察对象自最后一次与病例发生无有效防护的接触或可疑暴露后 14 天。观察期满未发病者可恢复正常的学习、工作和生活。

(二) 病例密切接触者的居家医学观察

在居家医学观察期间的具体建议如下:

1. 将密切接触者安置在通风良好的单人房间,拒绝一切探访。

2. 限制密切接触者活动,最小化密切接触者和家庭成员活动共享区域。确保共享区域(厨房、浴室等)通风良好(保持窗户开启)。

3. 家庭成员应住在不同房间,如条件不允许,和密切接触者至少保持 1 米距离。哺乳期母亲可继续母乳喂养婴儿。

4. 其他家庭成员进入密切接触者居住空间时应佩戴口罩,口罩需紧贴面部,在居住空间中不要触碰和调整口罩。口罩因分泌物变湿、变脏,必须立即更换。摘下并丢弃口罩之后,进行双手清洗。

5. 与密切接触者有任何直接接触或离开密切接触者居住空间后,需清洁双手。准备食物、饭前便后也均应清洁双手。如果双手不是很脏,可用含乙醇的免洗手消毒剂清洁。如双手比较脏,则使用肥皂和清水清洗(注意乙醇使用安全,如意外吞食或引发火灾)。

6. 使用肥皂和清水洗手时,最好使用一次性擦手纸。如果没有,用洁净的毛巾擦拭,毛巾变湿时需要更换。

7. 偶然咳嗽或打喷嚏时用来捂住口鼻的材料可直接丢弃,或者使用之后正确清洗(如用普通的肥皂/洗涤剂和清水清洗手帕)。

8. 家属应尽量减少与密切接触者及其使用过的用品接触,如避免共用牙刷、香烟、餐具、饭菜、饮料、毛巾、浴巾、床单等。餐具使用后,应使用洗涤剂和清水清洗。

9. 推荐使用含氯消毒剂和过氧乙酸消毒剂,每天频繁清洁、消毒家庭成员经常触碰的物品,如床头柜、床架及其他卧室家具。至少每天清洁、消毒浴室和厕所表面一次。

10. 使用普通洗衣皂和清水清洗密切接触者衣物、床单、浴巾、毛巾等,或者用洗衣机以 60~90℃和普通家用洗衣液清洗,然后完全干燥上述物品。将密切接触者使用的床品放入洗衣袋。不要甩动衣物,避免直接接触皮肤和自己的衣服。

11. 戴好一次性手套和保护性衣物(如塑料围裙)再去清洁和触碰被密切接触者的人体分泌物污染的物体表面、衣物或床品。戴手套前、脱手套后要进行双手清洁及消毒。

12. 密切接触者使用后的口罩,在就诊或接受调查处置时,应把口罩交给相应医学随访工作人员,放入医疗废物袋回收后进行集中处置;也可使用 5% 的 84 消毒液按照 1:99 配比后浸泡口罩进行消毒,丢入其他垃圾桶;或者直接装袋密封丢入有害垃圾桶。

13. 若确诊病例的密切接触者出现可疑症状,应立即就医。具体指导建议如下:

(1)在前往医院的路上,患者应该佩戴医用外科口罩或 N-95 型口罩。

(2)避免乘坐公共交通工具前往医院,路上打开车窗。

(3)时刻佩戴口罩和一次性手套。在路上和医院时,尽可能远离其他人(至少 1 米)。

(4)若路途中污染了交通工具,建议使用含氯消毒剂或过氧乙酸消毒剂,对所有被呼吸道分泌物或体液污染的表面进行消毒。

四、WHO 有关家庭护理的建议

鉴于当前有关新型冠状病毒肺炎及其传播的可用数据,世界卫生组织建议使用隔离预防措施对可疑的新型冠状病毒感染患者进行照护,并在医院中进行监测。这将确保医疗的安全性、质量(以防患者症状恶化)和公共卫生的安全。

但由于多种可能的原因,包括患者无法获得住院服务或服务不安全的情况(如卫生能力和资源有限,无法满足患者对医疗服务的需求),或患者在知情后拒绝住院的情况下,可能需要考虑可提供医疗服务的家庭环境。应遵循用于家庭照护的感染防控指南的具体指导。

1. 疑似被新型冠状病毒感染且有轻度呼吸道感染症状的个人

(1)经常进行手部清洁,如果手未被明显弄脏,请使用含乙醇的消毒液擦拭,如果手被明显弄脏,请使用肥皂和水清洁。

(2)请与未患病者保持距离(至少1米)。

(3)为限制呼吸道分泌物,应为其提供医用口罩,并尽可能戴好该口罩。对于不能忍受医用口罩的人,应采取严格的呼吸清洁措施,如在咳嗽或打喷嚏时使用一次性纸巾遮住口鼻。使用后请丢弃口罩、纸巾等遮盖物。接触呼吸道分泌物后立即清洁双手。

(4)尽可能打开窗户和门,使居住空间的空气流动。

2. 疑似被新型冠状病毒感染并伴有轻度呼吸道感染症状的个人的亲属或照顾者

(1)经常进行手部清洁,如果手未被明显弄脏,请使用含乙醇的消毒液擦拭;如果手被明显弄脏,请使用肥皂和水清洁。

(2)保持与疑似患者的距离(至少1米)。

（3）与疑似患者在同一房间时，要戴好医用口罩。

（4）使用口罩后立即丢弃，在接触呼吸道分泌物后立即清洁双手。

（5）尽可能打开窗户和门，使居住空间的空气流动。

（李琰华）

第五节 ┃ 社区范围的健康教育要点

疫情的发生需积极开展各项防控工作，其中包括宣传防控知识、实行封闭管理、划分管控区域、设立隔离区域等，社区范围的防控非常重要。

一、社区防控

1. 严格管理社区各类活动，采取闭环式管理。严格限制社区范围人员流动，疫情解除前不举办各类人员聚集性活动，暂停社区图书馆、文体活动室、老年活动室等人员聚集型场所服务活动，确有需要的，采取电话预约等一对一服务方式。

2. 依托社区微信群、社区公众号、标语、电子屏、农村大喇叭等方式，广泛宣传疫情防控知识，及时发布和动态更新当地疫情防控动态、联防联控的政策与措施。做好疫区返乡人员的健康教育。

3. 社区内在 14 天内有疫区接触史的人员进行登记、有效管理，加强发热和呼吸道感染症状监测，追踪、督促其居家医学观察 14 天，每日至少测量体温 2 次。

4. 社区内无疫区接触史的人员，尽量减少外出活动，尤其是避免到人员密集的公共场所活动，在家休息。

5. 社区工作人员要自行健康监测，若出现新型冠状病毒感染的可疑症状,及时联系全科医师,不带病上班。

6. 若发现新型冠状病毒感染的可疑症状者,应要求其立即前往医疗机构就诊。

7. 对有家庭成员接受隔离治疗的家庭,督促其他家庭成员做好居家医学观察,同时为其提供必要的心理健康服务和心理危机干预,有效纾解疫情的心理社会影响。

8. 公共物品及公共接触物品或部位要定期清洗和消毒。每日对居家医学观察场所、社区公共活动场所(电梯、楼道、物业管理处等)消毒,对出入各居民小区的车辆消毒,对出入各社区的人员测体温并登记。

9. 保持社区公共场所内空气流通。保证空调系统或排气扇运转正常,定期清洗空调滤网,加强开窗通风换气。

10. 公共洗手间要配备足够的洗手液,保证水龙头等供水设施正常工作。

11. 保持环境卫生清洁,及时清理垃圾。在社区范围内除了放置有盖的厨房垃圾桶、其他垃圾桶等,还需定点放置红色有害垃圾桶。

二、社区公众

(一) 尽量减少外出

1. 避免去疫区。

2. 避免聚集,减少走亲访友和聚餐,尽量在家休息。

3. 避免频繁处于封闭的拥挤空间中,减少到人员密集的公共场所活动。

(二) 个人防护和手卫生

1. 建议外出佩戴口罩　外出前往公共场所、就医和乘坐公共交通工具时,应佩戴医用外科口罩或 N-95 型口罩(详见本章第二节)。

2. 保持 1 米距离　与任何人保持至少 1 米的距离。

3. 保持手卫生　减少接触公共场所的公共物品和部位(详见本章第二节)。

(三) 健康监测与就医

1. 主动做好个人与家庭成员的健康监测,自觉发热时要主动测量体温。家中有儿童的,要早晚摸儿童的额头,如有发热,要为其测量体温。

2. 若出现可疑症状,应主动戴上口罩及时就近就医。若出现新型冠状病毒感染可疑症状,应根据病情,及时到医疗机构就诊。另外,尽量避免乘坐地铁、公共汽车等交通工具,避免前往人群密集的场所。就诊时,应主动告诉医生自己的相关疾病疫区接触史,发病后接触过什么人,配合医生开展相关调查。

(四) 保持良好卫生和健康习惯

1. 居室勤开窗,经常通风,每日至少开窗通风 2 次,每次 15~30 分钟。

2. 家庭成员不共用毛巾,保持家居、餐具清洁,勤晒衣被。

3. 不随地吐痰,口、鼻分泌物用纸巾包好,弃置于有盖垃圾箱内。

4. 注意营养,适度运动。

5. 不要接触、购买和食用野生动物,避免前往售卖活体动物市场,禽、肉、蛋要充分煮熟后食用。

6. 家庭备置体温计、医用外科口罩或 N-95 型口罩、家用消毒用品等物资。

三、社区可疑症状者居家隔离

(一) 已经发生新型冠状病毒肺炎社区传播的地区

在社区居民中,14 天内出现 2 例及以上、感染来源不清楚的新型冠状病毒肺炎散发病例,或暴发疫情起数较多、规模较大,呈继续传播态势,则认为该地区已发生社区传播。

在社区传播地区,如果居民出现发热、咳嗽、轻度食欲缺乏、腹泻、胸闷等任何可疑症状,应立即前往医疗机构就诊。

(二)尚未发生新型冠状病毒肺炎社区传播的地区

在尚无社区传播的地区,如果14天内无疫区旅行及居住史,也没有与来自疫区的可疑症状者的密切接触史,但出现前述可疑症状,若症状轻微且没有潜在的慢性疾病(如肺或心脏疾病、肾功能衰竭或免疫缺陷等可增加发生并发症风险的疾病),经咨询社区全科医师,家庭环境适宜(最好具备单间隔离条件且有适宜看护患者的家庭成员)时,可考虑先进行居家隔离,直至体温恢复正常3天以上、所有症状消失。

1. 居住空间安排 可疑症状者需住在通风良好的单人房间,拒绝一切探访。家庭成员应生活在不同房间,如条件不允许,应至少保持1米距离,分床睡。可疑症状者应减少活动,限制居住空间,确保需要共用的空间(如厨房、卫生间等)通风良好(保持窗户持续开放)。

2. 照顾者安排 最好固定一位家庭成员照顾,这位家庭成员应身体健康状况良好且没有慢性疾病。

3. 防止呼吸道传播 家庭成员与可疑症状者在同一房间时,都应该佩戴与面部严密贴合的医用外科口罩。如果口罩变湿或变脏,应立即更换。口罩使用后应立即丢弃,随后洗手。咳嗽或打喷嚏时应佩戴口罩、用纸巾或弯曲的手肘掩护,随后洗手。及时丢弃遮盖过口鼻的一次性物品或及时清洗(用普通肥皂清洗手帕)。

4. 随时保持手卫生 只要与可疑症状者有任何直接接触、进入可疑症状者房间、备餐前后、饭前便后或任何看起来手脏的时候,都需清洁消毒双手。如果双手不是很脏,可用含乙醇的免洗手消毒剂。如双手比较脏,则使用洗手液和流动水清洗。使用洗手液和流动水洗手时,最好使用一次性纸巾擦干双手。

5. 避免直接接触身体分泌物　不要直接接触可疑症状者的身体分泌物,特别是痰液、鼻涕和粪便。使用一次性手套进行口腔和呼吸道护理、处理尿便和其他废物。

6. 减少共用物品　不要共用任何可能导致间接接触感染的物品,包括共用牙刷、香烟、餐具、食物、饮料、毛巾、衣物及床上用品。餐具经过清洗和消毒后才可能再次使用。

7. 清洗消毒　推荐使用含氯消毒剂和过氧乙酸消毒剂,每天经常清洁消毒居家地面和家具,每天至少清洁消毒浴室和厕所表面一次。

8. 污染物的处理　在清洁和处置台面、清洗衣物以及处理分泌物时,使用过的手套、纸巾、口罩以及其他废物都应该放在专用的垃圾袋里,标记为污染物再丢弃。

9. 出现以下症状应立即停止居家隔离并及时就医　出现呼吸困难、意识问题、腹泻、高热超过39℃、其他家庭成员出现新型冠状病毒感染的可疑症状。

四、社区公共场所清洁与消毒

1. 空气　保持房间通风,每日开窗通风 2~3 次,每次不少于30 分钟。可采取排风(包括自然通风和机械排风)措施,不能自然通风的用排气扇等机械通风。不使用中央空调系统。

2. 垃圾　设置套有塑料袋并加盖的专用垃圾桶。用过的纸巾、口罩等放置到专用垃圾桶,每天清理,清理前用含有效氯 500~1 000mg/L 的含氯消毒液喷洒或浇洒垃圾至完全湿润,然后扎紧塑料袋口。

3. 物体表面　台面、门把手、电话机、开关、热水壶、洗手盆、坐便器等日常可能接触使用的物品表面,有肉眼可见污染物时,应先完全清除污染物再消毒。无肉眼可见污染物时,用 1 000mg/L 的含氯消毒液或 500mg/L 的二氧化氯消毒剂进行擦拭消毒,作用 30 分钟后用清水擦拭干净。

4. 地面墙壁　有肉眼可见污染物时,应先完全清除污染物再消毒。无肉眼可见污染物时,可用 1 000mg/L 的含氯消毒液或 500mg/L 的二氧化氯消毒剂擦拭或喷洒消毒。地面消毒先由外向内喷洒一次,喷药量为 $100\sim300ml/m^2$,待室内消毒完毕后,再由内向外重复喷洒一次。消毒作用时间应不少于 30 分钟。每天至少一次。

5. 日常的织物　如毛巾、衣物、被罩等,用 500mg/L 的含氯消毒剂浸泡 1 小时或煮沸 15 分钟消毒。

6. 餐具　餐(饮)具清除食物残渣后,煮沸消毒 30 分钟,也可用有效氯为 500mg/L 含氯消毒液浸泡 30 分钟后,再用清水洗净。

7. 手及皮肤、黏膜　手消毒可采用有效含乙醇的免洗手消毒剂擦拭手部 1~3 分钟,防止手造成的交叉感染。有肉眼可见污染物时,应先使用洗手液在流动水下洗手后消毒。皮肤被污染物污染时,应立即清除污染物,再用一次性吸水材料蘸取 0.5% 碘伏或过氧化氢消毒剂擦拭消毒 3 分钟以上,使用清水清洗干净。黏膜应用大量生理盐水冲洗或 0.05% 碘伏冲洗消毒。

8. 污染物　主要指呕吐物、排泄物、分泌物直接污染地面。少量污染物可用一次性吸水材料(如纱布、抹布等)蘸取 5 000~10 000mg/L 的含氯消毒液小心移除。大量污染物应使用含吸水成分的消毒粉或漂白粉完全覆盖,或用一次性吸水材料完全覆盖后用足量的 5 000~10 000mg/L 的含氯消毒液浇在吸水材料上,作用

30 分钟以上,小心清除干净。清除过程中避免接触污染物,清除污染物后,应对污染的环境物体表面进行消毒。盛放污染物的容器可用含有效氯 5 000mg/L 的消毒剂溶液浸泡消毒 30 分钟,然后清洗干净。

(吴林飞)

参考文献 -

［1］李兰娟,杨泉森,马伟杭,等.传染性非典型肺炎[M].杭州:浙江科学技术出版社,2003.

［2］中国疾病预防控制中心.新型冠状病毒感染的肺炎公众防护指南[M/OL].北京:人民卫生出版社,2020［2020-02-02］.http://www.nhc.gov.cn/jkj/s7915/202001/bc661e49b5bc487dba182f5c49ac445b.shtml.

［3］周旺.新型冠状病毒肺炎预防手册[M].武汉:湖北科学技术出版社,2020.

［4］张秀明,李炜煊,陈桂山,等.临床检验标本采集手册[M].北京:人民军医出版社,2011:146-181.

［5］付玉荣,张文玲.临床微生物学检验实验[M].武汉:华中科技大学出版社,2013:172-173.

［6］马骁.健康教育学[M].2版.北京:人民卫生出版社,2014.

［7］常春,纪颖,吕姿之,等.健康教育与健康促进[M].2版.北京:北京大学医学出版社,2010.

［8］林果为,王吉耀,葛均波.实用内科学[M].15版.北京:人民卫生出版社,2017.

［9］陆再英,钟南山.内科学[M].7版.北京:人民卫生出版社,2008.

［10］国家卫生健康委员会.新型冠状病毒肺炎诊疗方案(试行第五版 修正版)[EB/OL].(2020-02-08)[2020-02-08].http://www.nhc.gov.

cn/xcs/zhengcwj/202002/d4b895337e19445f8d728fcaf1e3e13a/files/ab
6bec7f93e64e7f998d802991203cd6.pdf.

［11］ 国家卫生健康委员会.新型冠状病毒肺炎防控方案(第四版)[EB/
OL].(2020-02-07)[2020-02-08].http://www.nhc.gov.cn/xcs/zhengcwj/
202002/573340613ab243b3a7f61df260551dd4/files/c791e5a7ea5149f6
80fdcb34dac0f54e.pdf.

［12］ 国家卫生健康委员会.新型冠状病毒传播途径与预防指南［EB/
OL］.(2020-01-27)［2020-02-02］.http：//www.nhc.gov.cn/jkj/s3578/
202001/9e73060017d744aeafff8834fc0389f4.shtml.

［13］ 国家卫生健康委员会.新型冠状病毒感染的肺炎公众预防指
南 之 三(家 庭 预 防 篇)［EB/OL］.(2020-01-25)［2020-01-30］.
http：//www.chinacdc.cn/jkzt/crb/zl/szkb_11803/jszl_2275/202001/
t20200125_211445.html.

［14］ 国家卫生健康委员会.一图读懂汇编:新型冠状病毒感染的肺炎防
控科普宣传［EB/OL］.(2020-01-27)［2020-01-30］.http://www.nhc.
gov.cn/jkj/s3578/202001/71f9df9934d042ed9216ae20e0b87bd0.shtml.

［15］ 国家卫生健康委员会.医疗机构门急诊医院感染管理规范［EB/
OL］.(2018-05-10)［2020-01-30］.http://www.nhc.gov.cn/ewebeditor/
uploadfile/2018/05/20180523150938396.pdf.

［16］ 中华人民共和国国家卫生和计划生育委员会.经空气传播疾病医院
感染预防与控制规范［EB/OL］.(2016-12-27)［2020-02-02］.http://
www.nhc.gov.cn/ewebeditor/uploadfile/2017/01/20170119150530360.
pdf.

［17］ 中华人民共和国卫生部.医疗机构消毒技术规范［EB/OL］.(2012-04-
05)［2020-02-02］.http://www.nhc.gov.cn/wjw/s9496/201204/54510/files/
2c7560199b9d42d7b4fce28eed1b7be0.PDF.

［18］ 中华人民共和国卫生部.医院隔离技术规范［EB/OL］.(2009-04-
01)［2020-02-02］.http://www.nhc.gov.cn/cmsresources/mohyzs/
cmsrsdocument/doc5841.pdf.

［19］ National Center for Immunization and Respiratory Diseases.Interim

Guidance for Preventing 2019 Novel Coronavirus (2019-nCoV) from Spreading to Others in Homes and Communities［EB/OL］.(2020-02-01)［2020-02-02］.https://www.cdc.gov/coronavirus/2019-ncov/hcp/guidance-prevent-spread.html.

［20］ 国家卫生健康委员会.国家卫生健康委关于新型冠状病毒肺炎暂命名事宜的通知[EB/OL].(2020-02-08)[2020-02-09].http://www.nhc.gov.cn/xcs/zhengcwj/202002/18c1bb43965a4492907957875de02ae7.shtml.

［21］ 国家卫生健康委员会.关于印发医疗机构内新型冠状病毒感染预防与控制技术指南(第一版)的通知［EB/OL］.(2020-01-23)［2020-02-02］.http://www.nhc.gov.cn/xcs/yqfkdt/202001/b91fdab7c304431eb082d67847d27e14.shtml.

［22］ 国家卫生健康委员会.关于印发新型冠状病毒实验室生物安全指南(第二版)的通知［EB/OL］.(2020-01-23)［2020-02-02］.http://www.nhc.gov.cn/qjjys/s7948/202001/0909555408d842a58828611dde2e6a26.shtml.

［23］ 国家卫生健康委员会.关于印发新型冠状病毒感染的肺炎疫情紧急心理危机干预指导原则的通知［EB/OL］.(2020-01-27)［2020-02-02］.http://www.nhc.gov.cn/xcs/zhengcwj/202001/6adc08b966594253b2b791be5c3b9467.shtml.

［24］ 国家卫生健康委员会.关于印发公共场所新型冠状病毒感染的肺炎卫生防护指南的通知［EB/OL］.(2020-01-31)［2020-02-02］.http://www.nhc.gov.cn/xcs/zhengcwj/202001/d9ae8301384a4239a8041d6f77da09b6.shtml.

［25］ 国家卫生健康委员会.国家卫生健康委办公厅关于印发新型冠状病毒感染的肺炎防控中常见医用防护用品使用范围指引(试行)的通知［EB/OL］.(2020-01-27)［2020-02-02］.http://www.nhc.gov.cn/xcs/zhengcwj/202001/e71c5de925a64eafbe1ce790debab5c6.shtml.

［26］ 国家卫生健康委员会.关于做好老年人新型冠状病毒感染肺炎疫情防控工作的通知［EB/OL］.(2020-01-28)［2020-02-02］.http://

www.nhc.gov.cn/xcs/zhengcwj/202001/96e82ba8a14d41b283da99
0d39771493.shtml.

[27] 国家卫生健康委员会.关于加强新型冠状病毒感染的肺炎疫情社
区防控工作的通知[EB/OL].(2020-01-25)[2020-01-30].http://
www.nhc.gov.cn/xcs/zhengcwj/202001/dd1e502534004a8d88b6a10f32
9a3369.shtml.

[28] 国家卫生健康委员会.国家卫生健康委办公厅关于加强基层医疗
卫生机构新型冠状病毒感染的肺炎疫情防控工作的通知[EB/OL].
(2020-01-26)[2020-01-30].http://www.nhc.gov.cn/jws/s7874/202001/
0165523421f840af816a580f260d4406.shtml.

[29] 邱艳,任菁菁.澳大利亚双向转诊体系对我国的启示[J].中国全科
医学,2017,20(S3):277-278.

[30] 朱露,任文,任菁菁.浙江省双向转诊现状及问题分析[J].全科医
学临床与教育,2017,15(2):175-177.

[31] 黄娇,聂绍发,魏晟.对当前新型冠状病毒(2019-nCoV)感染的肺炎
应对的思考[J],医学新知,2020,30(1):10-13.

[32] 钟南山.传染性非典型肺炎(SARS)诊疗方案[J].中华医学杂志,
2003,83(19):95-116.

[33] 邓杨梅,谢强敏,季强,等.SARS冠状病毒的生物学和治疗学进展
[J].世界临床药物,2003,24(7):388-394.

[34] 臧国尧,方力争,陈丽英,等.建立以全科医生医疗团队为基础的双
向转诊模式[J].中国全科医学,2015,18(29):3537-3539.

[35] 常见呼吸系统疾病双向转诊建议制定组.二、三级医院间三种常
见呼吸系统疾病的双向转诊建议[J].中华全科医师杂志,2015,14
(11):835-837.

[36] 牛培华,王延群,谭文杰,等.人冠状病毒核酸检测方法的研究进展
[J].国际病毒学杂志,2016,10(23):343-349.

[37] 陈侃,张力,史航.浅议社区公共卫生全科团队建设[J].社区医学
杂志,2014,12(18):57-58.

[38] HUANG C,WAN G Y,LI X,et al.Clinical features of patients infected

with 2019 novel coronavirus in Wuhan, China〔J/OL〕.Lancet, 2020〔2020-02-02〕.https://www.sciencedirect.com/science/article/pii/S0140673620301835.DOI:10.1016/S0140-6736(20)30183-5.

〔39〕 CHEN N, ZHOU M, DONG X, et al, Epidemiological and clinical characteristics of 99 cases of 2019 novel coronavirus pneumonia in Wuhan, China:a descriptive study〔J/OL〕.Lancet, 2020〔2020-02-02〕.https://www.sciencedirect.com/science/article/pii/S0140673620302117.DOI:10.1016/S0140-6736(20)30211-7.

〔40〕 WANG C, HORBY PW, HAYDEN FG, et al.A novel coronavirus outbreak of global health concern〔J/OL〕.Lancet, 2020〔2020-02-02〕.https://www.sciencedirect.com/science/article/pii/S0140673620301859.DOI:10.1016/S0140-6736(20)30185-9.

〔41〕 CHAR JF, YUAN S, KOK KH, et al.A familial cluster of pneumonia associated with the 2019 novel coronavirus indicating person-to-person transmission:a study of a family cluster〔J/OL〕.The Lancet, 2020〔2020-02-02〕.https://www.sciencedirect.com/science/article/pii/S0140673620301549.DOI:10.1016/S0140-6736(20)30154-9.

〔42〕 MAXWELL C, MCGEER A, TAI KFY, et al.No.225-Management Guidelines for Obstetric Patients and Neonates Born to Mothers With Suspected or Probable Severe Acute Respiratory Syndrome(SARS)〔J〕.J Obstet Gynaecol Can, 2017, 39(8):e130-e137.

〔43〕 World Health Organization.Clinical management of severe acute respiratory infection when novel coronavirus(nCoV)infection is suspected:Interim Guidance〔EB/OL〕.〔2020-02-02〕.https://extranet.who.int/iris/restricted/handle/10665/178529.

（参考文献截至 2020-02-08）

附录1| 新型冠状病毒感染相关的一、二类 人群随访登记表

编号：_____

姓名：_____　性别：□男□女　年龄：_____　联系电话：_____　现居住地址：_____
户籍地：_____

流行病史：是否疫区回来：□是□否　回来时间：_____

是否接触疫区回来人员：□是□否　　接触时间：_____
接触的疫区回来人员姓名：_____
居住地：_____　联系电话：_____

随访次数	随访时间	体温	是否有发热、乏力、咳嗽、咽痛、呼吸困难、腹泻等症状	其他不适症状	备注	随访者签名
第1次	月　日					
第2次	月　日					
第3次	月　日					
第4次	月　日					

随访次数	随访时间	体温	是否有发热、乏力、咳嗽、咽痛、呼吸困难、腹泻等症状	其他不适症状	备注	随访者签名
第5次	月　日					
第6次	月　日					
第7次	月　日					
第8次	月　日					
第9次	月　日					
第10次	月　日					
第11次	月　日					
第12次	月　日					
第13次	月　日					
第14次	月　日					

附录2 | 新型冠状病毒肺炎痊愈后返社区随访记录表

一、基本信息

患者姓名：＿＿＿＿＿＿　性别：＿＿＿　年龄：＿＿＿

住院医院：＿＿＿＿＿＿　患者联系电话：＿＿＿＿＿＿＿＿

主管医生：＿＿＿责任护士：＿＿＿入院时间：＿＿＿出院时间：＿＿＿

出院诊断：＿＿＿＿＿＿＿＿＿＿＿＿＿＿＿＿＿＿＿＿＿＿＿

随访时间:□1周　□2周　□1个月　□3个月　□6个月
□一年

随访方式:□电话　□入户随访　□诊间随访

二、随访记录

	年　月　日	年　月　日	年　月　日	年　月　日
心理状态(好、可疑抑郁、抑郁等)及指导				
病情(症状体征及存在的问题)及康复情况				
指导内容				
生活方式指导(吸烟、运动、饮食、用药等)				
下次随访事项				
下次随访时间				
下次随访重点				

备注:1.此表由家庭医生签约团队共同完成;2.第1次随访由签约全科医师完成

附录 3 | 新型冠状病毒肺炎重点人群排查表（社区居民）

街道（镇）新型冠状病毒肺炎重点人群排查表（___月___日）

序号	原始资料						排查内容				备注
	姓名	身份证号	户籍地址	联系方式1	联系方式2	派出所	现居住地址	有无到过疫区或接触相关人员（详见备注）	最末接触时间	到达时间	有无发烧	
1												
2												
3												
4												
5												
6												
7												
8												
9												
10												
11												
12												

注：①发病前14天内有疫区或其他有本地病例持续传播地区的工作、学习、旅行、居住或停留史；②发病前14天内曾接触过来自疫区或其他有本地病例持续传播地区的发热或有呼吸道感染症状的患者；③有聚集性发病或与新型冠状病毒感染者有流行病学关联人群。

填表单位：_____　填表人：_____　填表日期：___年___月___日

附录 4 | 新型冠状病毒肺炎重点人群
排查表(医院职工)

_____中心(卫生院)职工排查评估表

所在科室:_____　　　姓名:_____

项目	序号	调查内容	按实际填写	备注
流行病学调查	1	是否去过疫区或路过疫区		
	2	跟疫区亲友是否密切接触过		
	3	亲友有无新型冠状病毒确诊或者疑似病例		
个人健康情况	1	近期有无咽痛症状,乏力、肌肉酸痛现象		
	2	有无发热,如发热,填写体温		
	3	有无咳嗽		
	4	有无拉肚子,胃部不舒服等		
	5	有无其他身体不适		
	6	有无大范围聚餐		
其他	1	近 14 天内离开过本地吗		
	2	何时来本地		
	3	乘坐的交通工具是什么		
	4	来本地后监测体温情况		
	5	近 3 天的体温数据登记在备注栏		

附录5│新型冠状病毒肺炎病例个案
调查表(第二版)

问卷编号:_____　身份证号:_____

第一部分:初步调查信息

1. 姓名:_____;若为儿童,则监护人姓名_____

2. 性别:□男　□女(是否孕妇:□是　□否)

3. 民族:_____

4. 出生日期:____年____月____日(阳历)(如出生日期不详,则实足年龄:____岁或____月)

5. 现住址:_____省____市____县(区)____乡(街道)____号

6. 联系电话:_____

7. 是否为医疗机构工作人员:□是　□否

8. 发病前14天内,是否有疫区居住史:□是 □否;是否有疫区旅行史:□是　□否

9. 发病前14天内,是否有新型冠状病毒肺炎确诊病例接触史:□是　□否

10. 同一家庭、工作单位、托幼机构或学校是否有聚集性发病?

□是　□否　□不清楚

11. 既往病史(可多选):□无　□高血压　□糖尿病　□心脑血管疾病　□肺部疾病(如哮喘、肺心病、肺纤维化、硅肺等)　□慢性肾病　□慢性肝病　□免疫缺陷类疾病　□其他_____

12. 发病日期:____年____月____日

13. 症状和体征:□发热:最高温度__℃　□乏力　□干咳 □咳痰　□鼻塞　□流涕　□寒战　□气促　□呼吸困难　□咽痛 □头痛　□肌肉酸痛　□关节酸痛　□胸闷　□呕吐　□腹泻

□其他____

14. 临床严重程度:□肺炎病例(□普通肺炎　□重症　□危重症)　□非肺炎病例

15. 是否住院:□是(住院日期:____年____月____日)　□否

16. 是否收住 ICU 治疗:□是　□否

17. 采集标本类型(可多选):□咽拭子　□鼻拭子　□痰液□气管分泌物　□气管吸取物　□肺泡灌洗液□血标本□粪便　□其他

18. 采样日期:____年____月____日

19. 新型冠状病毒检测结果:□阳性　□阴性　□待测

20. 诊断类型:□肺炎病例(□疑似病例　□确诊病例)　□非肺炎病例

第二部分:确诊病例调查信息

(一) 诊治信息

1. 前往医疗机构就诊前,是否自行服药:□否　□不知道□是

如果是,□退热药　□抗生素类药物　□抗病毒类药物　□其他药物_____

2. 确诊前就诊过_____家医疗机构? 医疗机构名称分别

_____

3. 确诊时间:____年____月____日,确诊时所在医疗机构名称:_____

4. 是否出院:□否　□是(出院日期:____年____月____日)

5. 转归情况:□痊愈　□好转　□加重　□死亡(死亡时间:____年____月____日)

6. 血常规检查是否异常:□否　□是

若是,则白细胞(WBC)计数__×10^9/L;淋巴细胞(L)计

数＿×10⁹/L;淋巴细胞百分比＿%;中性粒细胞(N)百分比＿%;检测时间:＿＿＿年＿＿＿月＿＿＿日

7. 胸部 X 线检查是否异常:□ 否 □ 是 检测时间＿＿＿年＿＿＿月＿＿＿日;初步印象:＿＿＿＿＿＿＿＿＿

8. 胸部 CT 检查是否异常:□ 否 □ 是 检测时间＿＿＿＿年＿＿＿月＿＿＿日;初步印象:＿＿＿＿＿＿＿＿＿

9. 除新型冠状病毒病原学和血清学检查外,是否还开展过其他病原检测?

□否　□是,若是,请填写下表

标本类型 *	采集时间	检测病原 **	检测方法 ***	检测结果 ****	检测时间	检测单位

注:

* 标本类型:1. 咽拭子;2. 鼻拭子;3. 痰液;4. 气管分泌物;5. 气管吸取物;6. 肺泡灌洗液;7. 血液标本;8. 粪便;9. 其他＿＿＿＿＿＿

** 检测病原:1. 流感病毒;2. 呼吸道合胞病毒;3. 腺病毒;4. 副流感病毒;5. 偏肺病毒;6. 鼻病毒;7.SARS 冠状病毒;8.MERS 冠状病毒;9. 其他病原

*** 检测方法:1. 核酸检测;2. 血清学检测;3. 其他

**** 检测结果:1. 阳性;2. 阴性;3. 待定

(二)感染来源相关信息

1. 发病前 14 天内,是否有发热、呼吸道感染症状患者接触情况?

□否　□是,若是,请填写下表

姓名	联系方式	性别	关系	最早接触时间	最后接触时间	接触频率	接触地点	接触方式	采取防护措施情况	备注（注明单次暴露时间）
						□经常 □一般 □偶尔	□家中 □医疗机构：___ □工作场所：___ □娱乐场场所：___	□同餐　□同住 □同屋　□同床 □同室工作学习 □诊疗,护理 □同病房 □娱乐活动：___ □其他：___	□是 □否	
						□经常 □一般 □偶尔	□家中 □医疗机构：___ □工作场所：___ □娱乐场场所：___	□同餐　□同住 □同屋　□同床 □同室工作学习 □诊疗,护理 □同病房 □娱乐活动：___ □其他：___	□是 □否	
						□经常 □一般 □偶尔	□家中 □医疗机构：___ □工作场所：___ □娱乐场场所：___	□同餐　□同住 □同屋　□同床 □同室工作学习 □诊疗,护理 □同病房 □娱乐活动：___ □其他：___	□是 □否	

2. 发病前 14 天内农贸市场活动史

（1）是否去过农贸市场：□是　□否（请跳至 3. 病例居住环境及暴露情况部分）

若去过,您是农贸市场的：□市场从业人员　□供货／进货商　□消费者

□其他（含送饭、找人、途经等）_____

（2）从业市场是否售卖野生动物：□是（市场名称_____动物名称_____）□否

（3）是否接触野生动物：□是（动物名称_____）　□否

（4）是否发现野生动物出现不正常死亡：□是（动物名称____）□否

（5）从业市场是否售卖其他动物：

□是（市场名称_____动物名称_____）□否

（6）是否接触其他售卖动物：□是（动物名称_____）□否

（7）是否发现其他售卖动物不正常死亡：□是（动物名称____）□否

（8）是否见过市场内出现过非商品类动物（如老鼠、黄鼠狼等）：

□是（市场名称_____动物名称_____）　□否

是否接触过上述动物：□是（动物名称_____）　□否

是否发现上述动物出现不正常死亡：□是（动物名称_____）□否

若为市场从业人员或供货／进货商,请回答

（9）您从业相关市场名称及摊位：①售卖市场：_____

②送货市场：_____　③进货市场：_____

（10）相关店铺经营品类（可多选）：□水产,具体品种：_____

□家禽,具体品种：_____　□野味,具体品种：_____

□生鲜家畜,具体品种：_____□蔬菜　□水果　□其他_____

（11）所从事具体工种为（可多选）：

□市场管理人员　□店铺老板　□加工、宰杀、分拣　□售

卖　□搬运配送　□清洁　□供货／进货　□开票／收银　□其他_____

　　若为消费者或其他人员(含送饭、找人、途经等),请填下表:

日期	市场名称	接触商品种类	动物名称	接触方式	备注
年　月　日		□水产 □禽 □家畜 □野生动物 □其他___		□购买 □途经 □其他_____	
年　月　日		□水产 □禽 □家畜 □野生动物 □其他___		□购买 □途经 □其他_____	
年　月　日		□水产 □禽 □家畜 □野生动物 □其他___		□购买 □途经 □其他_____	

　　3. 病例居住环境及暴露情况

　　(1)家中是否养宠物／动物:□是(动物名称_____)　□否

　　(2)邻居家中是否养宠物／动物:□是(动物名称_____)□否

　　(3)发病前 14 天内,是否接触过其他动物(老鼠、黄鼠狼等):
□是(动物名称_____)　□否

　　是否发现上述动物不正常死亡:□是,动物名称_____ □否

　　(4)病例居住地点(村庄／居民楼)周围是否有农贸市场:
□是,距离您家大约_____米　□否

　　(5)农贸市场内是否有禽或动物销售:□是　□否　□不详

　　调查单位:_____调查者签名:_____调查时间:____年____月____日

附录 6| 新型冠状病毒肺炎密切接触者医学观察告知书

　　_____:您好!

　　通过前期的流行病学调查,您符合规定管理传染病的密切接触者判定标准。为了您和公众的身体健康,保障社会公共卫生安全,根据《中华人民共和国传染病防治法》及呼吸道传染病防控工作要求,将对您开展集中隔离医学观察。现将有关事项告知如下:

一、观察期限

末次接触后 14 天。

即自_____年___月 ___日起至_____ 年 ___月___日止。

二、法律依据

《中华人民共和国传染病防治法》第三十九条规定:对医疗机构内的患者、病原携带者、疑似患者的密切接触者,在指定场所进行医学观察和采取其他必要的预防措施。拒绝隔离治疗或者隔离期未满擅自脱离隔离治疗的,可以由公安机关协助医疗机构采取强制隔离治疗措施。

三、注意事项

1. 医学观察期间,不得擅自外出。如果必须外出,经医学观察管理人员批准后方可,并佩戴一次性外科口罩,避免去人群密集场所。

2. 医学观察期间,指定的工作人员将每天早、晚各一次对您测量体温、询问健康状况,您需要如实提供健康状况信息。

3. 观察期间如出现发热、咳嗽、气促等呼吸道感染症状,请主动告知工作人员(联系人:_____,联系电话:_____),根据需要采取送医院诊治、采样检测等措施。

4. 观察期间注意勤洗手、勤开窗通风,加强营养、注意休息、适当锻炼,保持良好体质。

祝您和家人身体健康!

被告知人(签名):_____

_____年___月___日

告知单位:_____

告知人(签名):_____

_____年___月___日

附录 7｜新型冠状病毒肺炎病例密切接触者医学观察登记表

病例姓名：＿＿＿＿＿　　联系电话：＿＿＿＿＿　　发病日期：＿＿＿年＿＿月＿＿日

编号	姓名	性别	年龄	现住址（单位、部门）	联系电话	末次接触日期	开始观察日期	临床表现																						
								体温（℃，早/晚）							咳嗽							气促								
								1	2	3	4	5	6	7	1	2	3	4	5	6	7	1	2	3	4	5	6	7		
								/	/	/	/	/	/	/																
								/	/	/	/	/	/	/																
								/	/	/	/	/	/	/																
								/	/	/	/	/	/	/																
								/	/	/	/	/	/	/																

注：1. 本表适用于新型冠状病毒肺炎密切接触者进行医学观察的工作人员使用。

2. "是否出现以下临床表现"中出现"咳嗽"、"气促"打"√"，否则打"×"；"体温"填实测温度（水银式体温计腋下体温为准）。

填表单位：＿＿＿＿＿　　填表人：＿＿＿＿＿　　填表日期：＿＿＿年＿＿月＿＿日

附录 8 | 新型冠状病毒肺炎病例密切接触者医学观察统计日报表

病例姓名：_____　　联系电话：_____　　发病日期：_____年___月___日

街道/社区或家庭/单位	首例开始观察日期	累计观察人数	医学观察者							出现异常临床表现人数		最后一名密切接触者预计解除医学观察日期
			医学观察人数		解除人数							
			当日观察人数	其中新增	当日	累计				当日新增	累计	
合计												—

注：

1. 本表一个病例填写一张，适用于对密切接触者进行医学观察的工作人员汇总上报使用。
2. 异常临床表现：发热、咳嗽、气促等症状。
3. 表中涉及的累计数均指自开展密切接触者医学观察工作至今的汇总数。

填表单位:(医疗卫生机构)_____　填表人：_____　　填表日期：_____年___月___日

附录9| 新型冠状病毒肺炎病例密切接触者
医学观察对象解除医学观察证明

　　_____经_____年___月___日至_____年___月___日实行医学观察,未出现异常情况,现予以解除观察。

卫生院(社区卫生服务中心)(加盖印章)

_____年___月___日

站长和医务人员签字确认:

附录10| 新型冠状病毒肺炎密切接触者医学观察站
管理人员信息登记表

观察站名称	站长及联系方式	医生及联系方式	护士及联系方式	安全保卫人员及联系方式	后勤保障人员及联系方式

附录11 | 告 知 书

根据中华人民共和国国家卫生健康委员会 2020 年第 1 号公告的要求以及《国际卫生条例(2005)》《中华人民共和国传染病防治法》等有关法律规定,为全力做好新型冠状病毒肺炎疫情防控工作,有效切断病毒传播途径,坚决遏制疫情蔓延势头,确保人民群众生命安全和身体健康,特告知如下:

凡来自＿＿＿＿或途经＿＿＿＿＿＿的人员进入本市时应当主动接受体温检测,如实填写《健康状况信息登记表》,自觉实施居家隔离或者按照要求集中隔离观察 14 天。

相关人员有配合接受隔离观察等传染病防控措施的义务。对于拒绝履行的人员,执法部门将依法协助卫生健康行政部门、医疗机构和疾病预防控制机构采取相应强制措施。

请相关人员予以配合。

＿＿＿＿＿＿＿＿省(市)人民政府

＿＿＿＿＿年＿＿＿月＿＿＿日

附录12| 健康状况信息登记表

姓名		年龄		性别	
国籍		身份证/护照号		联系方式	
在 ＿＿ 居住(暂住)地址		户籍地址			
离开 ＿＿ 省,尤其是 ＿＿ 市的日期		火车车次/飞机航班/汽车/自驾			
沿途是否经停及停留地点,尤其是否停留 ＿＿ 省 ＿＿ 市		同行人员姓名和联系方式			
体温					

本人抵达 ＿＿＿ 前 14 天:

□居住/途经 ＿＿＿ 省 ＿＿＿ 市(日期＿＿＿),或赴 ＿＿＿ 省 ＿＿＿ 市旅游(日期＿＿＿)

□近距离接触过来自 ＿＿＿ 省(尤其 ＿＿＿ 市)的发热伴有呼吸道感染症状患者(日期＿＿＿)

□近距离接触过新型冠状病毒肺炎疑似/确诊患者(日期＿＿＿)

□其他特别情况 ＿＿(日期＿＿)

□无上述情形

本人目前健康状况:

□发热 □咳嗽 □流涕 □咽痛 □咳痰 □胸痛 □肌肉酸痛/关节痛 □气促

□腹泻 □无上述异常症状

　　本人承诺以上提供的资料真实准确。如有不实,本人愿意承担由此引起的一切后果及法律责任。

　　填报人:＿＿＿＿＿填报日期:＿＿＿年＿＿月＿＿日

附录13｜　　市　　区重点人员集中隔离观察记录表

姓名	性别	年龄	住址	最后接触时间	隔离观察地点	隔离观察开始日期	医学观察记录																	隔离观察解除日期
							月		月		……	……	月		月		月		月		月		月		
							日		日		……	……	日		日		日		日		日		日		
							体温	症状	体温	症状	……	……	体温	症状	体温	症状	体温	症状	体温	症状	体温	症状	体温	症状	

注：1. 症状：指发热、咳嗽等。

　　2. 医学观察实施责任人　　、　　、　　

　　3. 每日定期报送区疾控中心。

隔离观察执行单位：　　　　填报人员　　　　

填报日期　　年　月　日

附录 14 ｜ ＿＿＿市＿＿＿区重点人员集中隔离观察每日统计汇总表

日期	隔离观察对象					发热等呼吸道感染病例		
	当日观察		解除观察				其中转确诊人数	累计人数
	累计观察总人数	新增人数	正在观察总人数	新增人数	累计人数	新增人数		
	(1)	(2)	(3)	(4)	(5)	(6)	(7)	(8)
＿月＿日								
＿月＿日								
……								
合计								

注：1. 每日上午 10 时前报送前一日 0~24 时数据至邮箱（＿＿）；2.(3)+(5)=(1)

填表单位：＿＿＿＿　　填表人：＿＿＿＿　　填表日期：＿＿年＿＿月＿＿日＿＿时

185

附录 15 | 居家隔离观察承诺书

目前，＿＿＿市已启动重大突发公共卫生事件一级响应机制，实行最严格的科学防控措施。为配合本市新型冠状病毒肺炎疫情防控工作，本人郑重承诺：

1. 本人在＿＿＿＿＿＿＿（居住地址）居家隔离期内，不擅自外出，谢绝会客。

2. 积极配合医务人员进行每日上、下午各一次体温测量并做好记录，如实回答健康询问。

3. 在家出现发热、咳嗽、气促等急性呼吸道感染症状，立即电话联系指定工作人员，由所在区落实专用车辆送至指定发热门诊，并主动配合开展相关工作。

4. 居家隔离期间，做好个人及共同生活人员的防护。

5. 对有关信息不擅自传播，不瞒报、不谎报、不迟报。如本人未遵守以上承诺，本人愿承担《中华人民共和国传染病防治法》中规定的相应法律责任。

承诺人：＿＿＿＿＿＿＿

联系电话：＿＿＿＿＿＿

身份证号：＿＿＿＿＿＿

日期：＿＿＿＿＿＿＿

附录16｜＿＿＿市＿＿＿区重点人员居家隔离观察每日统计汇总表

日期	隔离观察对象					发热等呼吸道感染病例		
	累计观察总人数	当日观察		解除观察		新增人数	其中转确诊人数	累计人数
		新增人数	正在观察总人数	新增人数	累计人数			
	(1)	(2)	(3)	(4)	(5)	(6)	(7)	(8)
月 日								
月 日								
……								
合计								

注:1. 每日上午10时前报送前一日0~24时数据至邮箱（　　　）;

2. (3)+(5)=(1)

填表单位:＿＿＿＿＿　填表人:＿＿＿＿＿　填表日期:＿＿＿年＿＿月＿＿日＿＿时

附录 17 | 医用口罩及 N-95 型口罩的正确戴法

一、医用口罩

（一）佩戴注意事项

1. 口罩有白色和蓝色两面，将白色的一面朝里，有金属条的一边朝上，首先将下边的两条带子系在颈后，并拉紧，使口罩的下边达到下颌根部；

2. 将口罩的上缘带子拉起，将口罩覆盖口鼻，上边的两条系带拉至耳后，然后在头上系紧，不能系在耳朵上。

（二）佩戴步骤

1. 洗　清洗双手，以免不干净的手污染口罩内面；

2. 挂　将口罩横贴在面部口鼻上，用双手将两端的绳子挂在耳朵上；

3. 拉　双手同时向上、下方向将口罩的皱褶拉开，使口罩能够完全覆盖住口鼻和下颌；

4. 压　用双手的食指紧压鼻梁两侧的金属条，使口罩上端能够紧贴鼻梁，然后将食指向两侧逐渐移动，使整个口罩贴近面部皮肤。

佩戴口罩后，要避免频繁触摸口罩，以防降低保护作用；脱下口罩后，放入胶袋或纸袋内包好，再放入有盖的垃圾桶内弃置，并及时清洗双手；不要重复使用一次性口罩。

二、医用 N-95 型口罩的正确戴法

1. 先将头带每隔 2~4cm 处拉松，手穿过口罩头带，金属鼻位向前。

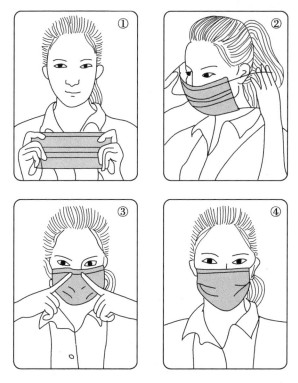

医用口罩佩戴方法

2. 戴上口罩并紧贴面部,先口罩下端头带拉过头部,置于颈后,然后上端头带位于头后,调校至舒适位置。

3. 双手指尖沿着鼻梁金属条,由中间至两边,慢慢向内按压,直至紧贴鼻梁。

4. 双手尽量遮盖口罩并进行正压及负压测试。(正压测试:双手遮着口罩,大力呼气,如空气从口罩边缘溢出,即佩戴不当,须再次调校头带及鼻梁金属条;负压测试:双手遮着口罩,大力吸气,口罩中央会陷下,如有空气从口罩边缘进入,即佩戴不当,须再次调校头带及鼻梁金属条。)

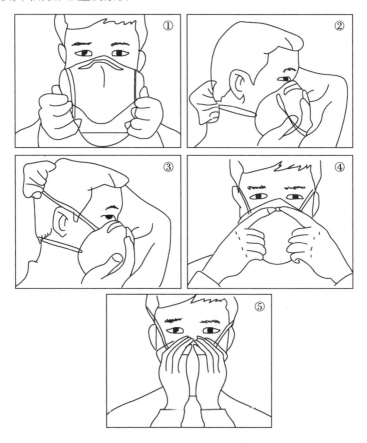

医用 N-95 型口罩的正确戴法

新型冠状病毒肺炎
社区防控

关 注 人 卫 健 康
提 升 健 康 素 养

策划编辑　杜　贤
　　　　　贵晓巍
　　　　　刘艳梅
责任编辑　刘艳梅
　　　　　李小娜
　　　　　沈　芮
　　　　　贾晓巍
封面设计　李　蹊
版式设计　单　斯

人卫智网
www.ipmph.com
医学教育、学术、考试、健康，
购书智慧智能综合服务平台

人卫官网
www.pmph.com
人卫官方资讯发布平台

ISBN 978-7-117-29802-5

9 787117 298025 >

定　价：35.00 元